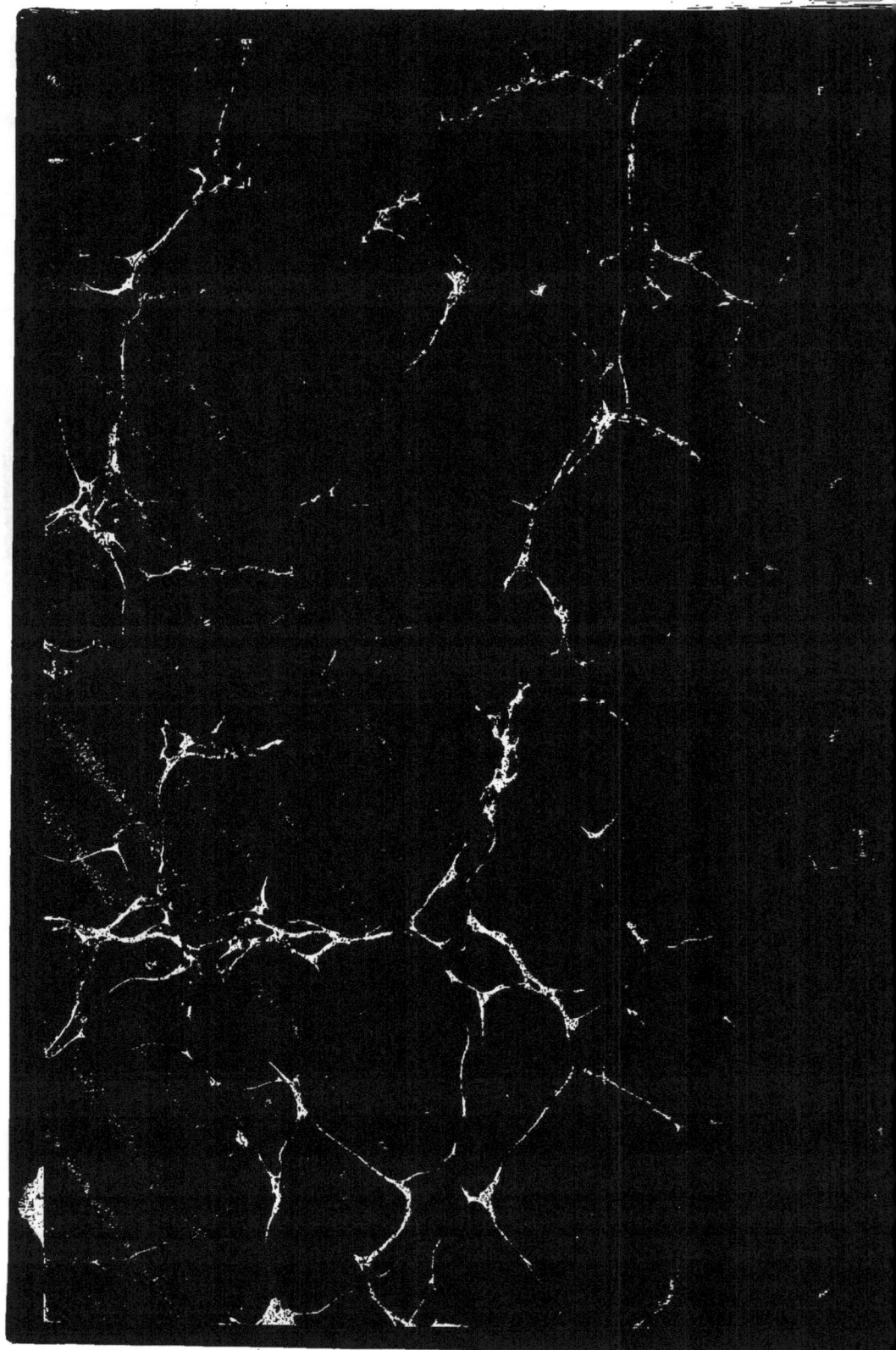

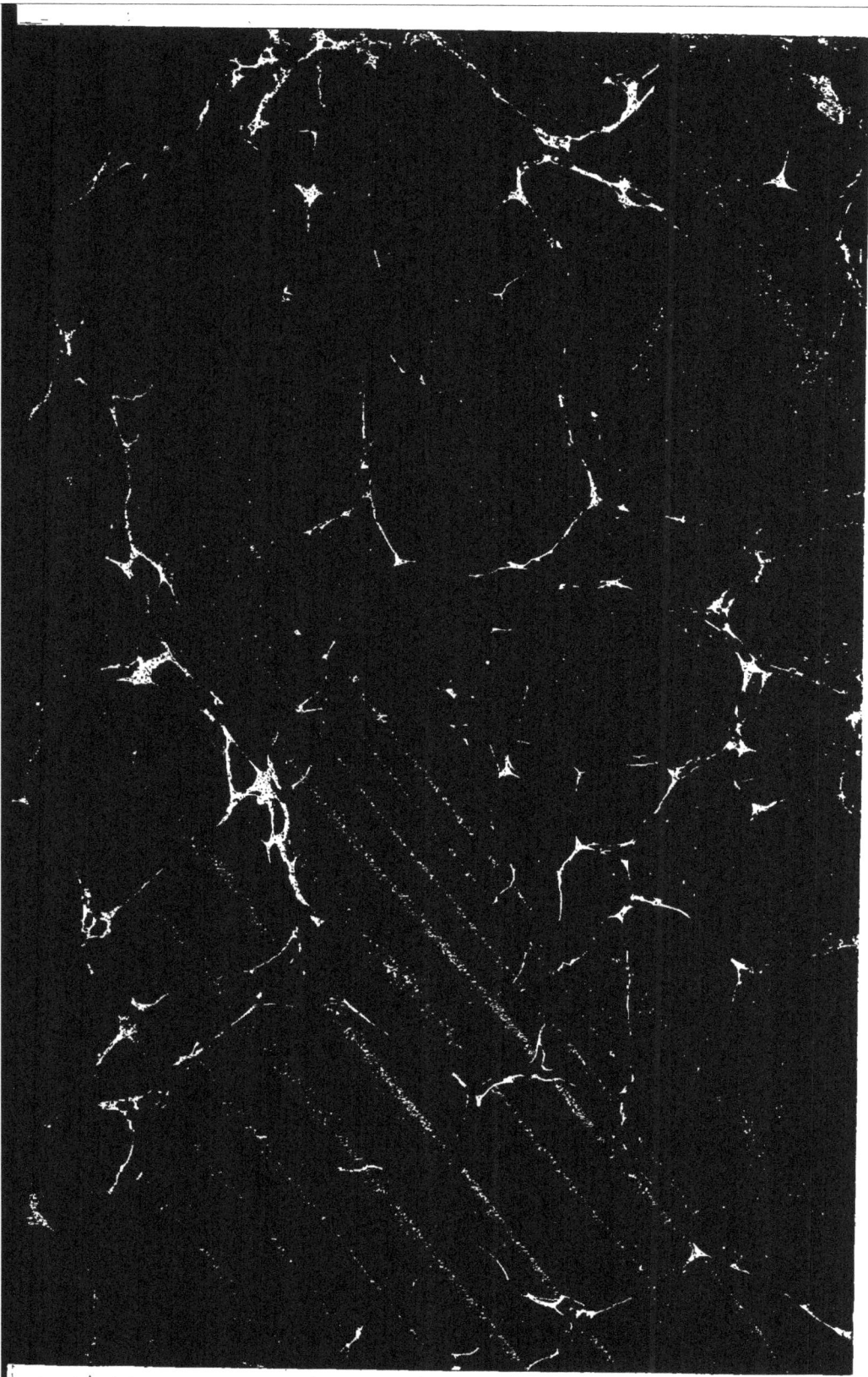

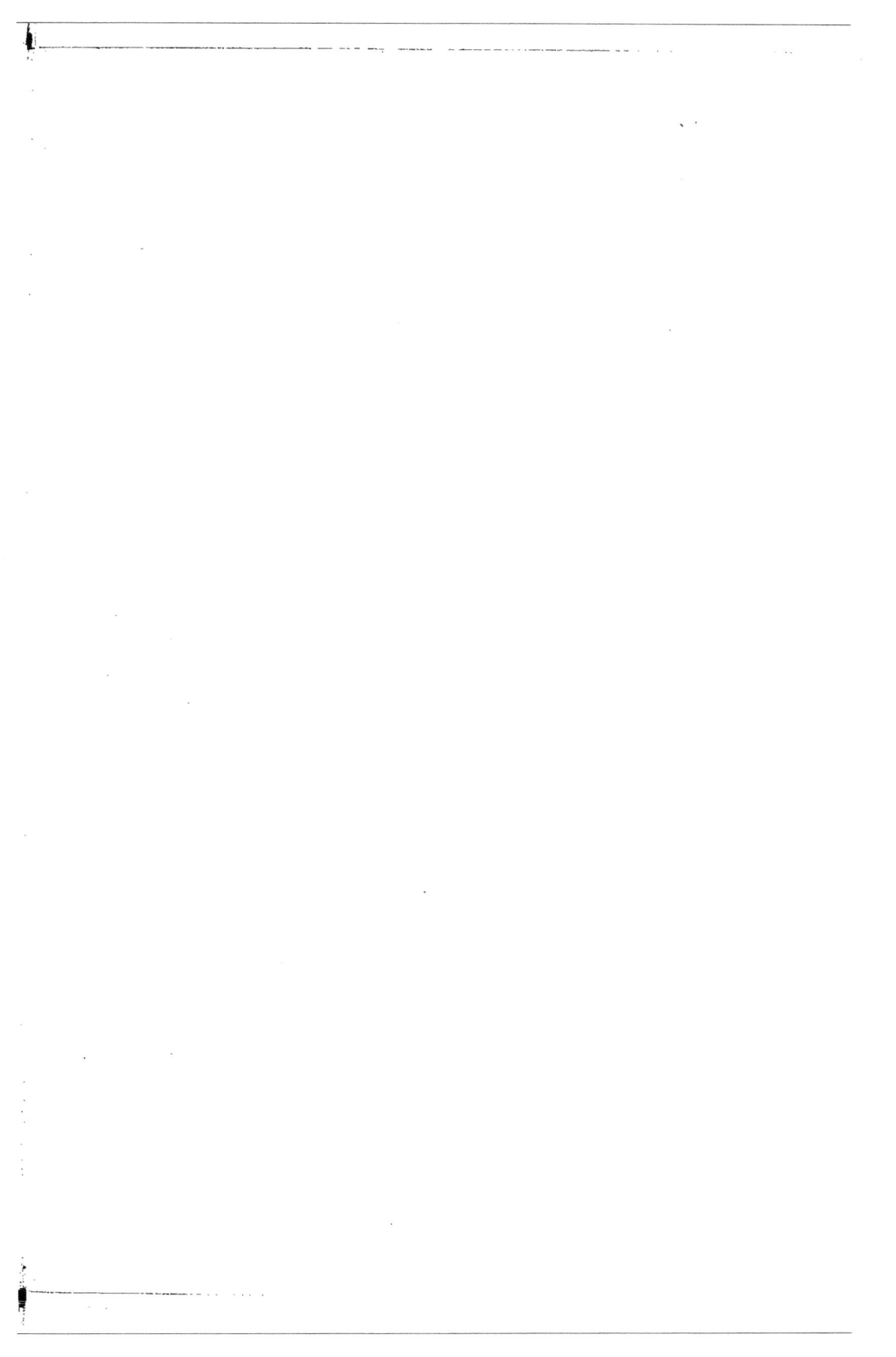

Tc 46/7

PHYSIOLOGIE

DES

SYSTÈMES PÉNITENTIAIRES

Par J. M. Gerbaud,

Docteur en Médecine, Maître en Pharmacie,

MEMBRE DES SOCIÉTÉS ROYALES DE MÉDECINE DE BORDEAUX, TOULOUSE, MARSEILLE,
MONTPELLIER, CAEN, TOURS, ANGERS, ETC.

Ouvrage couronné par la Société de Médecine de Bordeaux en 1843.

PREMIÈRE MENTION HONORABLE.

> Il n'y a ni rang, ni condition, ni droiture
> de cœur, ni prudence, ni circonspection qui
> puisse donner à qui que ce soit le droit de
> conclure qu'il est pour toujours désintéressé
> dans la question.
>
> Sir MICHEL PORTER.

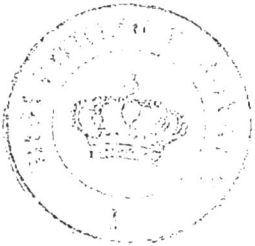

A PARIS,
CHEZ GERMER-BAILLIÈRE,
Rue de l'École de Médecine.

A LYON,
CHEZ SAVY, LIBRAIRE.

1844.

A M. de Lamartine,

Membre de l'Académie Française,

Député de Saône-et-Loire.

Lyon. — Imprimerie de Bousy fils, rue de la Poulaillerie, 19.

INTRODUCTION.

—

Chaque jour les lumières de l'époque mettent à découvert les inconvénients qui se rencontrent dans les lois civiles, pénales et criminelles qui règlent la marche de l'humanité. La politique des peuples, fondée sur les passions de l'homme, sur le degré de son intelligence, sur sa capacité morale, sur ses vertus organiques ou acquises, est sujette à des phases ou révolutions qui portent l'homme à regarder aujourd'hui comme bien ce qui était mal hier, et comme mal ce qui était bien.

Les sociétés passent successivement par les différents âges qui marquent la durée de toute création : elles ont une période d'enfance, d'éducation, de développement ; puis vient la période de vigueur, d'audace, de force ; après, celle d'expérience, de perfectionnement et d'amélioration générale ; enfin, l'âge de retour où elles s'épuisent et ont besoin d'être régénérées , ce qui s'obtient à l'aide de commotions provoquées ou accidentelles.

L'état est une machine informe, grossière et simple dans l'origine ; chaque âge, en amenant des besoins, vient ajouter un rouage ou un levier qui en complique le jeu, mais lui donne de la force et de la puissance. A cette seconde époque, la solidité et la rudesse des engrenages nuisent à la beauté et à la perfection de l'ensemble ; on éprouve le besoin d'adoucir, de polir toutes les pièces de l'appareil, d'établir des rapports plus exacts, mieux coordonnés , afin que les leviers divers dont la résultante des efforts met en action le moteur principal évitent ces frottements qui ne servent qu'à la dépense de forces inutiles au but du mécanisme.

Dans cette série de perfectionnements se présente une ère plus brillante : tous les ressorts alors fonctionnent avec un ordre, une précision admirable ; mais la vitesse du mouvement détruit, use et ruine cet appareil économique. Les sexes divers, les différents âges, à partir du jour où ils reçoivent cette lumière bienfaisante qui leur donne la vie, le mouvement et la force, jusqu'à celui où l'action de cette lumière , devenue trop vive , flétrit et dessèche l'organisation, partout et envers tous , ont des obligations à remplir.

Cet assujettissement dans lequel l'homme naît et dans lequel il est condamné à passer son existence est souvent opposé à ses instincts, à ses inclinations naturelles. La société est là qui s'empare de lui et le livre, suivant sa condition, aux langes rudes et grossiers de la misère et de l'opprobre, ou aux mains empressées et douces de la fortune. N'est-ce pas la société qui nous jette dans un bouge ou dans un palais, qui classe le nouveau né parmi les hommes du peuple ou les hommes privilégiés, prédestiné par la loi aux souffrances, aux peines, aux fatigues du corps et au béotisme de l'intelligence, ou bien prédestiné par la même civilisation aux plaisirs, à toutes les jouissances physiques et intellectuelles?

L'homme est en naissant un Morel ou un Saint-Remy, un misérable lapidaire ou un heureux coquin. Le premier, outre les privations de tous genres, en proie à toutes les tracasseries de la police, victime de la faim, devient la pâture des tribunaux ; toutes les lois pénales l'entourent et le menacent sans cesse, parce que la situation du pauvre, malgré les résolutions les plus tenaces, lui fait éprouver toutes les tentations et toutes les nécessités de les enfreindre. Le prolétaire est continuellement en lutte avec le devoir qui lui crie : Abstiens-toi, et la faim qui lui crie : Il n'y a pas de loi; le plus fort la donne, le plus adroit s'y soustrait, et pour le pauvre elle est toujours despotique, inflexible et en action. Aussi la rébellion lui paraît-elle toujours permise contre la faim, ce tyran de la misère.

Notre société est dans un moment de tourmente, l'horizon se couvre de plus en plus, l'orage sourd commence à gronder; mais, loin de chercher à prédire l'avenir, en garde contre la tempête et les rafales politiques, en architecte prudent, nous n'ôterons point à l'édifice social une pierre pour y substituer un ornement.

Deux causes contribuent au malaise actuel des peuples.

La première est toute intellectuelle. Il règne dans les intelligences une activité qui ne sait où se dépenser ; cette fièvre de produire mine le corps social, et comment cette énergie des esprits ne consumerait-elle pas la société lorsqu'elle manque d'aliment?

La deuxième cause est toute matérielle ; c'est la gêne de la population ouvrière, privée de travail et de pain, dont la corruption, commencée dans la détresse, court s'achever dans la prison.

Plus on contemple ce triste et douloureux spectacle, plus on est forcé d'avouer qu'il existe des maux contre lesquels il est généreux de lutter, mais que nos vieilles sociétés semblent impuissantes à guérir.

Le remède de la première de ces plaies est bien plus au pouvoir des circonstances que des hommes. Plus d'un effort a déjà été tenté pour cicatriser la deuxième, et par amour de l'humanité, plutôt que dans l'espoir de conjurer le mal, nous venons à notre tour prêcher le bien.

On nous saura mauvais gré peut-être de passer outre sans nous intéresser au sort du prisonnier politique, et sans chercher à lui créer une place de réserve dans le régime pénitentiaire nouveau. Nous n'entrerons point dans une discussion aussi délicate, par des motifs que chacun appréciera ; toutefois, voici notre opinion :

Sous un gouvernement sincèrement patriotique, avec une chambre représentant sérieusement le pays, c'est-à-dire avec un système d'élection où le peuple exerce d'une manière convenable ses droits politiques, le citoyen qui, dans cet état de choses, trouble la paix intérieure, doit être assimilé à celui qui ne respecte pas la propriété ; rien, en effet, n'est plus sacré à nos yeux que la volonté nationale.

La philanthropie physiologique du jour trouve pour excuse au crime la violence et l'irrésistible entraînement de l'organisation, oubliant que la force de végétation dépend du sol et des éléments. C'est ce qui porte la législation à tourner ses efforts contre le mal et à négliger les moyens de le prévenir.

Cependant la première réforme à opérer n'est assurément pas dans le régime pénitentiaire, mais dans les institutions qui régissent les sociétés.

Le dogme du paupérisme et de la misère actuelle des peuples touche à la partie matérielle de l'économie politique, et n'est pas d'ailleurs de notre ressort.

Mais nous serions impardonnables de ne pas signaler ici la cause principale des vices de l'éducation générale. Tout en Europe tend à faire de l'homme un être mystique, superstitieux et fanatique. Son enfance est entièrement consacrée à l'étude des mystères de sa religion, et la pratique n'abandonne aucun instant les préceptes ; ces impressions intellectuelles, souvent mal interprétées, dénaturent le bon sens, égarent la raison et altèrent les facultés physiques et morales. Les sentiments religieux ne suffiront jamais à former le cœur de l'homme ; on accorde trop à l'église et rien à la société.

L'étude d'un catéchisme incompréhensible, simplement dogmatique, occupe les premières années de la vie intellectuelle ; là se bornent les connaissances morales de l'homme au sortir du berceau. Mais les devoirs de la famille, les droits du citoyen, ses obligations en société, quand et comment les lui enseignera-t-on ? Cependant l'ignorance sur ce point est bien déplorable. Il conviendrait donc d'avoir aussi un catéchisme social. C'est sur ce terrain qu'il faut encore appeler la réforme. On donne toujours trop d'importance à l'accessoire, pendant qu'on abandonne le principal. Nous nous proposons, dans un tableau sur les vices de l'éducation en Europe, d'aborder franchement ce sujet.

PHYSIOLOGIE

DES

SYSTÈMES PÉNITENTIAIRES.

Dans l'examen des différents pénitenciers, la question paraîtrait imparfaitement résolue, si nous taisions tous les efforts
que la bienfaisance, le dévouement, la religion et la raison
ont faits tour à tour et de concert pour améliorer le sort du
criminel et effacer de son front le cachet de l'inconduite.

La philanthropie peut se glorifier, à bon droit, d'avoir démontré aux législateurs que la prison n'a pas seulement pour
but de garantir la société, mais par-dessus tout de réformer
le coupable ; aussi le perfectionnement moral des détenus est
aujourd'hui le point de mire de toutes les institutions pénitentiaires et le plus important service que le pays puisse
en recevoir, car c'est la garantie contre le retour du crime.

Quand les passions menacent la société, elle a pour défense, dit un écrivain, les lois pénales ; mais l'emprisonnement, qui forme à cette époque presque toute la pénalité,
n'a-t-il d'autre objet que de préserver la société par la séquestration de l'offenseur ?

Il faut encore que, sans rigueur inutile, sans négligence cruelle, cette séparation l'intimide, qu'elle réveille dans son cœur le souvenir du bien, qu'elle le rappelle à la droite raison, qu'elle suscite le remords dans son âme; il faut que cette répulsion de la société le réforme à tout prix.

Mais où trouver cette science de la réforme ? Elle s'établit par l'échange des lumières et des expériences des nations civilisées. Et, certes, dans ce concours des progrès de la civilisation, la France a fourni son contingent.

Or donc, améliorer le régime des prisons, le rendre plus conforme au vœu de l'humanité et surtout de la morale, telle est la tâche de l'administration. Cette entreprise, nous l'avouons, est grande et difficile : c'est un problème à plusieurs inconnus ; bien des systèmes ont été et seront encore proposés sur ce sujet.

Pour arriver au perfectionnement, il faut, avec une volonté active, étudier sans cesse la question, recueillir tous les faits, discuter toutes les idées, s'éclairer ensuite des lumières de la réflexion et de l'expérience.

De louables tentatives ont été faites par le pouvoir; elles honorent la sollicitude de l'autorité pour l'organisation des prisons. Il y a, dit M. de Gasparin, des principes devenus élémentaires dans la théorie de l'emprisonnement; il y a enfin dans la pratique d'utiles traditions, de précieux précédents, d'heureux essais.

PRINCIPES GÉNÉRAUX

DE RÉFORME PÉNITENTIAIRE.

L'espèce humaine est assurément perfectible, mais à des degrés divers. Il ne faut pas alors, à l'exemple d'une classe de réformateurs aveuglés par l'éclat de la philanthropie, oubliant les crimes du condamné, sa perversité et sa dégradation, ôter à la répression le caractère du châtiment qu'elle ne doit jamais perdre.

La condition du coupable n'est pas celle de la vertu malheureuse.

On tombe dans un extrême opposé, en considérant l'ordre matériel introduit dans les prisons comme la seule perfection réalisable; les détenus, à nos yeux, sont autre chose que des instruments dont nous pouvons utiliser à notre convenance les bras et le temps.

Le nom de système pénitentiaire s'attache à un ensemble de mesures prises pour obtenir l'amélioration physique et morale des condamnés. Ces mesures, par leur diversité, laissent encore de l'incertitude sur le choix de celles qui méritent la préférence. Tout système pénitentiaire qui n'embrasse pas la vie du détenu dans toutes ses situations, avant, pendant et après le jugement, est défectueux.

Il importe surtout et essentiellement qu'il veille sur lui au moment de sa libération, de façon à pouvoir le diriger dans la vie nouvelle, à lui procurer du travail et l'instruction du cœur.

L'alliance du gouvernement avec la charité publique est indispensable à l'accomplissement de cette œuvre qui n'a pour vraie récompense que la reconnaissance publique et la satisfaction de contribuer au bien du pays.

La réforme morale des prisons est une entreprise toute spirituelle; il n'y a donc que la piété et la charité qui soient aptes à la diriger convenablement.

En Amérique, la haute direction des prisons pénitentiaires est abandonnée aux commissions administratives. Ces commissions se dévouent à l'amélioration morale des condamnés, et sont entraînées à ce dévouement sublime par la religion. Les croyances, en effet, dit M. de Beaumont, sont vivement enracinées dans les mœurs de cette nation, et le détenu, qui respire partout dans le pénitencier l'atmosphère religieuse, est plus disposé à refaire son éducation.

En France, l'opinion se montre peu favorable, il est vrai, à ce qui est protégé par le zèle religieux ; aussi cette assistance est-elle loin d'obtenir le même résultat. Cependant il est impossible de se passer de son secours. Le sentiment de la bienfaisance vif et profond des hommes bien inspirés a besoin de l'élément religieux pour entretenir le feu de tant de dévouement. Cette fille bienveillante de la charité tient dans ses bras l'urne d'où s'écoule une source abondante; mais elle attend une main habile pour la conduire vers les sillons qui ont soif.

C'est donc le dévouement le plus désintéressé qui est appelé à cette haute direction, envahie jusqu'à ce jour par la faveur. Cette pénible mission exige des hommes destinés à la remplir du zèle, une pureté de mœurs éprouvée, des connaissances solides et l'expérience des hommes, qualités peu communes dans les fonctionnaires salariés, ou dont ils dédaignent la pratique.

Dans l'état actuel des choses, on peut dire que coupables ou innocents, le jour où ils franchissent le seuil d'une mai-

son d'arrêt ou de justice, sont perdus pour la société; leur
avenir est détruit, le crime s'empare d'eux comme d'une proie
qui lui est destinée, et la société, par crainte ou par ressen-
timent, jette à ces renégats le manteau de l'opprobre.

L'amélioration physique du prisonnier est grande sans pour
cela approcher de sa perfection. Les maisons centrales ont été
assainies; l'air, l'espace, ces premiers principes de vie, y sont
assez largement distribués ; la qualité et la quantité des aliments entretiennent les détenus dans un état satisfaisant;
la mortalité, cette échelle hygiénique, ne dépasse pas de
beaucoup les règles auxquelles l'humanité est soumise en
général.

Ils n'en est pas de même des prisons départementales.
L'administration connaît cet état anarchique ; mais, avant
d'adopter un système invariable, il était nécessaire de s'éclairer du contrôle de l'opinion et de s'entourer de quelques
essais partiels. Aujourd'hui, l'inspection provoque les épreu-
ves d'application et va rallier les convictions sous la direction
de l'administration publique.

Le système pénitentiaire n'exerce la plénitude de son action qu'autant qu'il n'est point circonscrit, qu'il est étendu à
tout le pays et à tous les détenus, à quelque titre qu'ils soient
sous la main de la justice. Au moment où nous traçons ces
lignes, le gouvernement se met en devoir de remplir nos
souhaits.

Partout l'architecture de la prison requiert un caractère
sévère. Il est à propos que ce genre de construction excite
toujours la terreur et jamais l'admiration : tout ce qui ajoute
à l'éclat du crime invite à le commettre.

La nourriture bonne et abondante du détenu ne saurait
sans injustice être préférable à celle des classes pauvres de
la population honnête et laborieuse.

Le régime alimentaire peut varier suivant l'âge et la nature du travail du prisonnier, mais seulement par la quantité. Les distinctions sont révoltantes et ne doivent jamais s'afficher dans l'asile du crime.

D'un autre côté, si le criminel est mieux traité que le travailleur, l'homme de peine se fait criminel; si au contraire la position du condamné est toujours tellement inférieure à celle du travailleur qu'il ne puisse jamais éprouver la tentation de cesser de l'être, il reste dans la condition normale.

L'humanité trop compatissante tue le travail, tue la morale, et anéantit toutes les vertus naturelles.

Le criminel indocile aux efforts de la réforme n'a aucun droit à rentrer dans la société. La justice, au nom du pays, en lui infligeant une peine, veut qu'à l'expiration de cette peine, il donne des garanties.

Tout pécule, récompense d'un travail régulier, ne peut être mis en réserve que pour l'époque de la sortie de prison. La répartition en est faite ensuite par fractions, lorsque la conduite du libéré répond à l'attente de ses patrons.

Le denier de poche, employé dans la prison, va contre l'institution ; c'est un vice organique qui détruit toute discipline.

Lorsque le nombre des condamnés est démesuré, il exclut toute idée de rapports individuels entre eux et les chefs de la maison (Wethersfield, qui est le plus petit pénitencier d'Amérique, en est aussi le meilleur) ; car il est urgent que les préposés soient en position de connaître parfaitement les mœurs, les habitudes, le caractère, la vie antérieure des condamnés confiés à leur direction.

Les classifications nécessaires, quand on les admet, sont celles qui ont pour objet la séparation des sexes, celle des prévenus et des récidivistes, celles des enfants et des adultes,

et chacune de ces divisions entraîne des modifications corré-
latives.

Les deux sexes surtout ne doivent ni se voir, ni s'entendre, ni même habiter la même maison. Personne n'a oublié
le trouble porté dans l'âme si pure de Silvio Pellico lorsqu'il
apprit qu'une femme habitait un cachot voisin du sien.

Les quatre situations que nous allons décrire renferment
toute l'existence pénale du prisonnier :

1° Translation d'un lieu à un autre ;

2° Prévention et accusation;

3° Accomplissement de la peine;

4° Expiration de la peine, libération ou rentrée dans la
société.

Pour mettre le prisonnier dans le premier état à l'abri des
attaques du vice, il est transporté dans une voiture à cellules
solitaires ; dans chaque prison départementale un quartier est
affecté à ce voyageur, auquel toute communication est interdite, soit avec ses compagnons de route, soit avec les détenus
sédentaires.

Aucune relation ne sera jamais permise entre les condamnés et les prévenus ; les enfants surtout seront soigneusement
séparés de tout ce qui contribue à pervertir leurs mœurs.
Cette séparation doit être complète et sans restriction.

Les mœurs des prévenus sont sous la sauvegarde de l'administration publique : si elle les reçoit purs, elle doit les rendre tels à la société ; s'ils sont déjà corrompus, elle ne doit
pas souffrir que cette corruption s'accroisse, encore moins
qu'elle soit contagieuse. Cette dernière règle s'applique à
toutes les classes de prévenus indistinctement.

L'isolement, à n'en pas douter, est dans l'intérêt commun:
il ménage les susceptibilités ; les hommes invétérés dans le
crime ont seuls le droit de s'en plaindre. Par ce moyen, l'état

pourvoit au malheur, à l'innocence présumée, aux intérêts de la vindicte publique et de la justice.

Cette conduite décide la perfection du système. Dès-lors le séjour dans les maisons d'arrêt et de justice n'imprime plus de flétrissure morale ; la pudeur du sexe, l'innocence de l'enfance, l'honneur de l'âge mûr, y trouvent une protection assurée.

Le bienfait de l'action du gouvernement s'arrête au moment où le détenu franchit le seuil de la prison; au lieu de l'abandonner à lui-même, c'est alors qu'il est urgent pour l'autorité de le couvrir de sa protection, de le diriger par les voies de la bienfaisance au sein de cette société qui lui doit pour assistance le travail, des exhortations amies, des encouragements au bien, ressources nécessaires au malheur et à la faiblesse. Mais loin de trouver cet accueil de la charité publique, ce patronage du pouvoir, repoussé par l'opinion , partout encore, à son tour, le doigt tracassier de la haute police désigne aux regards l'infamie qui pèse sur sa tête. Où se réfugier, que devenir dans cette terrible situation? Les mieux intentionnés poursuivent une chimère, l'espoir d'obtenir du travail ; mais cet espoir s'évanouit bientôt. Alors quel parti prendre? Il ne reste qu'un moyen pour faire face aux besoins de la vie, c'est de recourir à la violence.

Il est digne d'un gouvernement fondé sur la popularité d'assurer à la société un meilleur avenir, de susciter à son exemple le zèle de la charité publique, ce principe d'action qui supplée à tout, et dont la force est au-dessus des mobiles humains les plus énergiques.

En encourageant le patronage des libérés, nous espérons qu'une vaste association pour la réforme couvrira bientôt la France, et que des établissements industriels seront plus tard destinés à recevoir ceux qui n'ont pas d'asile à leur sortie des maisons de détention. L'entrepreneur de Gaillon, celui de Fontevrault, trouveront assurément des imitateurs.

Cette protection toute de bienveillance est même obligatoire de la part du gouvernement. La surveillance de la haute police est contraire à tous les principes d'amélioration; elle ne remplit aucune des conditions que réclament l'amour du prochain, l'esprit de charité et de prévoyance; elle n'inspire que le dégoût de son immoralité. Imitons plutôt la Hollande, fondons des colonies agricoles, créons et consacrons partout des établissements industriels pour offrir un refuge à ces hommes régénérés par la religion, la règle, l'éducation et le travail.

M. Demetz, à Mettray, élève, instruit, réforme des jeunes gens ramassés dans les rues et dans les prisons. Cet apôtre de la philanthropie va dans la fange tendre la main à ces débris de l'humanité; et ces colons, séduits par tant de sacrifices, entraînés par un si grand dévouement, laissent à l'envi leur souillure dans les sueurs du travail, et viennent, sans crainte et sans reproche, reprendre leur rang dans le monde.

Lorsque la pratique d'une idée généreuse a tant de puissance entre les mains d'un homme isolé, sans autre crédit que la confiance qui accompagne l'homme de bien et l'admiration que fait naître une haute entreprise formée par le cœur, guidée par la charité, fondée sur le dévouement et consolidée par la reconnaissance; lorsque, avec des matériaux qui paraissent si fragiles, on vient à bout de construire un édifice qui depuis plusieurs années brave toutes les tempêtes, que n'a-t-on pas lieu d'attendre du pouvoir, qui peut joindre à l'effort moral les ressources matérielles?

Après avoir posé ces principes généraux, et pour ainsi dire fondamentaux de tout pénitencier se proposant sincère-

ment l'amélioration de ceux qui ont failli ou qui sont soup-
çonnés d'avoir fait un pas dans le chemin de la révolte contre
le droit légal, nous sommes ramenés, par le sens un peu large
de la question, à passer rapidement en revue les différents
pénitenciers passés et présents, à analyser les résultats de
l'expérience, à émettre notre opinion sur leur mérité respec-
tif, et enfin à faire l'histoire des maladies du corps et de l'esprit que le régime le plus en faveur est appelé à produire.

Le caractère du châtiment, dit le moraliste, ne doit ni
aigrir ni irriter, mais imposer de la gène et des privations,
afin d'inviter l'âme à faire un retour sur elle-même et à demander au passé de salutaires enseignements pour l'avenir.
Il faut, pour atteindre ce résultat réclamé par le vœu social,
que le régime de la prison inspire assez d'effroi pour donner
naissance au regret et laisser dans le souvenir de ceux qui
l'ont habitée une impression propre à les éloigner des che-
mins qui y ramènent. Ainsi donc, dans aucun cas le séjour
dans ce lieu d'expiation ne doit leur paraître préférable à la
vie libre, lors même qu'elle serait accompagnée des privations
les plus grossières.

Le médecin vient à son tour contrôler les principes de
réforme jugés nécessaires par le moraliste; il les examine
dans la pratique, parce que la médecine repose sur l'observation, parce que c'est avant tout une science tirée des faits ;
puis il passe à l'examen théorique, qui n'est autre que l'in-
duction des faits ou des connaissances physiologiques; il pro-
nonce ensuite sur l'innocuité ou le danger de leur application. C'est ce qui terminera l'examen rapide des différents
systèmes pénitentiaires, véritable sens et dernière significa-
tion du concours.

Trois régimes pénitentiaires s'offrent particulièrement à notre étude :

1° Libre communication des détenus;

2° Séparation de nuit, travail en commun pendant le jour avec silence absolu (séparation morale);

5° Séparation de jour et de nuit avec ou sans travail.

Le premier système n'en est plus un, le temps et l'expérience en ont fait justice. Cependant la communication n'est pas encore interdite dans toutes les prisons. Un lieu de punition, dit Livingston, cesse bientôt d'être un objet d'effroi si les condamnés qui le remplissent y entretiennent à leur aise les relations de société dans lesquelles ils se complaisent avant d'être renfermés; et la fréquence des récidives, reconnue à toutes les époques statistiques, proteste contre la fausse sécurité que les modifications apportées à ce système ont inspirée.

L'association des individus a été dans tous les temps aussi puissante pour le bien que pour le mal. Il n'est pas étonnant que la société qui se forme au sein d'une prison prête au vice et au crime une appui moral d'une force incalculable, quand on sait que la simple agglomération des individus inspire des sentiments de confiance et de hardiesse que la certitude du danger n'ébranle point. Un seul *convict*, dit Lucas, suffit pour corrompre toute la masse, étouffer tout désir naissant d'amendement et exciter les esprits timides et flottants. Lorsque la séparation individuelle n'est pas établie, les jeunes criminels font société avec les vieux ; le maraudeur est placé sous la tutelle du voleur de grand chemin ; l'homme imberbe écoute avec délices le récit éloquent des exploits les plus hardis, des évasions miraculeuses d'un scélérat à cheveux blancs, et puise dans cette expérience de la vieillesse des instructions qui le mettent à même de devenir le fléau et la terreur de la société. Il s'établit entre eux tous

2

communauté d'intérêts et de desseins. C'est la création d'un véritable compagnonnage qui a ses signes et ses termes techniques, son argot et son émulation. C'est dans cette pépinière de crimes que le convict se pourvoit de ruses et d'expédients propres à les commettre, et quand son génie inventif est ainsi perfectionné, la société reçoit dans son sein un scélérat consommé et audacieux.

Il serait oiseux d'entrer dans le développement de tous les désordres qui sont la suite des communications intérieures d'une prison : dangers au dedans, dangers au dehors. Leur tableau est trop frappant pour n'être pas généralement bien compris.

Ce simple exposé fait apercevoir qu'il était nécessaire d'essayer un régime pénitentiaire mieux entendu, dans l'espoir de changer ces cœurs soumis pour un temps à la nécessité, mais qui retrouvent tous leurs vices dès qu'elle cesse de peser sur eux. Chacun sent que c'est un devoir de préserver ceux qui ne sont pas entièrement corrompus de la contagion de l'exemple et des conversations des criminels émérites, qui tiennent dans la prison un enseignement mutuel de corruption et de vices. Il fallait, en conséquence, s'adresser à un système qui, sans rien retrancher des soins nécessaires à la santé des prisonniers, rendit leur peine plus réelle et exerçât sur leur esprit une action réformatrice telle, dit M. de Gasparin, qu'en rentrant dans la société, ils fussent disposés à commencer une nouvelle vie.

L'expérience de l'Amérique et de la Suisse présente deux tentatives de solution à ce compliqué problème. Leurs modes d'emprisonnement offrent l'un et l'autre les moyens d'empêcher les communications entre les hommes corrompus, de telle sorte que chacun d'eux ne vient pas ajouter sa dépravation à celle de ses compagnons. Ils permettent de donner à leur conscience et à leurs premiers sentiments religieux le temps de reprendre leur empire, soit par la réflexion solitaire sur la conduite du passé, soit par des conversations appropriées à leur état moral, soit enfin par la lecture des livres d'une saine morale.

Le système de ces peuples tend à relever l'âme dégradée du détenu, à préparer le retour progressif de sa propre estime et de celle de ses concitoyens pour le temps de la libération. Le mouvement d'amélioration est imprimé. Les états qui n'ont encore rien fait ont la conscience de leurs torts ; ils envient le sort de ceux qui les ont précédés dans la carrière et sont impatients de les imiter.

En France, la nécessité d'une réforme dans le régime des prisons est urgente et reconnue de tout le monde. Le nombre toujours croissant des criminels en récidive est un fait qui frappe tous les esprits. Les condamnés libérés, qui ne sont autres que des criminels plus corrompus par leur séjour dans les maisons de détention, deviennent, partout où ils se montrent, un juste objet d'effroi. Ils étalent effrontément leur dégradation et leurs vices, répandent dans la société une sorte d'enseignement universel du crime, entraînent la faiblesse, abusent de l'isolement, exploitent les mauvaises passions ; prosélytisme incessant, source impure d'où la contagion découle à flots pressés et pénètre dans les veines du corps social.

Le chiffre de notre population corrompue s'élève annuellement à 108,000, et absorbe au moins 12 millions. Si, prenant, dit M. Bérenger (de la Drôme), une période de dix ans, on additionnait le nombre des détenus qui se succèdent chaque année dans nos prisons, on trouverait que plus d'un million d'habitants sont venus s'y plonger plus avant dans le crime, et que leur seul entretien a coûté à l'Etat au-delà de 130

2..

millions. Il existe en outre, en France, 75 mille mendiants, plus de 1,800 mille indigents qui, tourmentés par le besoin, sont trop souvent accessibles aux séductions des hommes nourris dans le crime. En présence de cette énorme plaie et de tels sacrifices, pourrions-nous encore douter que les intérêts de la société ne soient profondément engagés dans cette question? Aussi la réforme des prisons, pensée de notre temps, obtient-elle l'attention du moraliste et la sollicitude du gouvernement.

La sévérité inflexible d'un régime uniforme, l'égalité des peines, l'instruction primaire et l'éducation civile et religieuse substituées au régime de la violence et de l'oisiveté, la liberté des communications remplacée par l'isolement, la réforme des criminels succédant à leur corruption ; dans la direction des pénitenciers, au lieu de nos geôliers, de nos inspecteurs salariés, des hommes honorables, instruits, désintéressés, dévoués par les inspirations de la charité et par l'amour de leurs semblables; dans les dépenses, l'économie au lieu des malversations et du désordre: tels sont les caractères du nouveau système américain que nous devons nous efforcer d'appliquer à la France.

Il nous reste à jeter un coup d'œil sur les deux systèmes qui partagent les partisans de la réforme. Tous sont d'accord sur la nécessité de l'isolement; mais les uns ne voient de véritable isolement que dans le *confinement* solitaire, les autres pensent le rencontrer aussi dans le silence absolu.

Nous ne mentionnerons pas les Etats de l'Europe où l'on regarde le silence absolu comme une peine si cruelle qu'ils ne craignent pas d'avancer que l'homme n'a pas le droit de l'imposer à son semblable. Par conséquent, en adoptant la séparation de nuit, ils permettent la conversation pendant le jour et dans les exercices divers qui partagent la journée.

Pour nous, c'en est assez pour qu'il n'y ait plus de système pénitentiaire; le scrupule de cette législation prend sa source dans un sentiment d'humanité qui pourrait être louable s'il n'était pas mal entendu : dans l'intention d'épargner au prisonnier une souffrance morale , on le livre à la corruption de la prison.

On conteste à la société le pouvoir d'imposer des souffrances morales aux détenus. Eh quoi ! cette société, à qui la philosophie réfère le droit de séquestrer le coupable, de le charger de chaînes, de le jeter dans un cachot, de demander sa tête, ne pourrait étouffer la voix de la corruption ! On a beau invoquer les droits de l'homme : dans cette circonstance c'est une contre-sens. La liberté serait souillée si elle protégeait l'homicide. Les bienfaits de la civilisation appartiennent aux gens de bien. L'œuvre de tant de siècles, les efforts de tant de peuples, ne seront jamais le partage de l'homme de désordre.

Nous allons examiner tour à tour ces deux systèmes qui se disputent si vivement l'empire de la réforme , et nous commencerons par celui du silence (séparation morale).

Sans nier les avantages de ce système, avant de le frapper d'innocuité avec Crawford, confessons d'abord qu'il est d'un mécanisme compliqué et incommode; que l'application de son principe est difficile et surtout impropre à conduire au but qu'il se propose ; que ses résultats sont fortuits et accidentels, et tiennent à des circonstances qu'il n'est pas toujours au pouvoir de la direction de généraliser pendant que ces inconvénients sont essentiels et permanents. Crawford va jusqu'à prétendre qu'il ne peut soutenir un examen approfondi, et que les raisons d'humanité qui ont porté ses défenseurs à l'embrasser les forceront à le répudier sans retour. Cet auteur qualifie ce châtiment de barbare et d'inutile, parce que la prohibition de communiquer ensemble parmi tant d'occasions arme la tentation de plus de nécessités de la violer.

Passons aux arguments présentés pour démontrer l'impossibilité d'empêcher les détenus de communiquer entre eux. Dans la pratique de ce système, les signes suppléent à la parole. Ce langage muet et significatif devient l'aiguillon, la récompense de l'adresse, et l'habileté du prisonnier a large carrière à s'exercer au milieu des occupations diverses et des embarras multipliés des surveillants, quelle que soit la vigilance de leurs fonctions. Nous connaissons le développement qu'un sens peut acquérir par son action continue aux dépens des organes de sensations qui restent inactifs ; nous n'avons pas besoin de citations pour confirmer cette vérité physiologique; mais quand l'homme a pour mobiles de sa conduite et son inclination naturelle et l'impérieuse nécessité, combien les fonctions de cet agent deviennent subtiles!

Pour donner crédit à cette assertion, contentons-nous du fait suivant. Dans la prison de Coldbath-Fields, dans le cours de 1836, cinq mille punitions ont été infligées pour avoir juré ou causé, et cela, d'après Moreau-Christophe, sous la direction d'un gouvernement éminemment intelligent et capable, qui dispose de tous les moyens possibles de se faire craindre et obéir.

Dans notre visite des pénitenciers, modèles en ce genre, de Lausanne et de Genève, n'avons-nous pas été témoins de punitions, légères il est vrai? Mais où trouver des administrateurs qui, à l'exemple de ces derniers, mettent leur gloire et sacrifient leur existence au succès d'une entreprise qu'ils ont tant à cœur de mener à perfection? Le pénitencier de Perrache, en notre ville, n'a-t-il pas toujours à offrir quelques condamnations à la cellule solitaire pour avoir enfreint le silence? Cependant, quel n'est pas le zèle de ces bons et pieux

frères de Saint-Joseph? Quel respect ne doit pas inspirer aux
détenus la vie modèle de ces apôtres de l'humanité égarée,
de cette humanité qui n'a plus droit aux secours de la société que par le sentiment de la charité à laquelle ils servent
de ministres? Et notre digne aumônier, l'abbé Perrin,
quelle part lui faire dans tous les efforts qui concourent à la
prospérité de ce système? Qui mieux que lui a compris ses
devoirs d'homme et de prêtre? Si, au milieu d'un pareil concours de circonstances favorables au système du silence, ce
système reste loin du but, qu'avons-nous à attendre de son
application dans les pénitenciers où on ne peut réunir de
tels avantages? Il est impossible, dit Crawford, de donner
une idée exacte des artifices et des tromperies dont ce système est pour le prisonnier la suggestion ou le moyen. Nous dé-
fions, continue ce célèbre rapporteur, la surveillance la plus
assidue et la plus attentive de déjouer les ruses employées
pour la mettre en défaut. En effet, serait-il permis de croire
que le prisonnier, préoccupé des entreprises qu'il médite,
qu'il protége ou encourage secrètement pour mettre en défaut l'œil pénétrant de son surveillant, ait l'esprit dans des
dispositions aptes à recevoir la salutaire influence du caractère final de sa condition, ou à trouver dans cette situation
morale l'occasion et le besoin de rentrer sérieusement en eux-
mêmes? L'intelligence de ceux qui souffrent, quelle que soit
la justice du mal qu'ils endurent, est prompte à chercher du
soulagement dans la communauté des intérêts, et ces liens
forgés par le malheur s'électrisent et transmettent tout ce
qu'ont de pathétique l'expression de la souffrance, l'horreur
du châtiment, la haine qu'inspirent ceux qui l'infligent et le
besoin de sacrifier à l'hypocrisie, dernier entraînement du
système. Quand on considère que c'est sur le maintien non
interrompu de cette vigilance des surveillants que les soute-

neurs de ce système fondent son efficacité, n'est-il pas à craindre que les exigences incessantes que la nature des devoirs impose à l'activité des moniteurs ne les portent à se relâcher par l'inutilité de leurs efforts?

Si nous abordons la fréquence et la nature des punitions, que d'objections permanentes à l'adoption de ce système! Ce sont toujours, ajoute Crawford, autant de châtiments de surcroît qui décuplent la peine originairement encourue et qui ne sont pas celle à laquelle il a été légalement condamné. De là, chez le détenu, l'irritation d'esprit, le vif sentiment de l'injustice, l'oubli de son offense et l'absence de remords qui ferment les avenues de son cœur aux conseils généreux du directeur et aux consolations de l'aumônier. Que n'arrive-t-il pas lorsque ces rigueurs intempestives consistent dans la réduction de la nourriture, dans la réclusion ténébreuse?... Le prisonnier alors, pour se soustraire à toutes les peines qui le menacent et l'obsèdent, a recours aux déceptions et à des pratiques d'une nature révoltante.

Il résulte d'un rapport de la commission des prisons en Angleterre que l'admission du système silencieux tend à empêcher toute impression morale de naître ou à l'effacer promptement. Quelle qu'ait été la condamnation originaire ou légale du prisonnier, elle est, dit le rapporteur, submergée sous le nombre et sous le poids des souffrances auxquelles le système le soumet, et, loin de reconnaître dans ces souffrances la présence et l'intervention de la loi, ou l'effet de sa propre inconduite, il ne voit, il ne sent que le joug des règles vexatoires qui lui sont imposées ; enfin la loi et les peines légales disparaissent de la prison pour faire place à une infinité de décisions toujours arbitraires et blessantes qui, loin de soumettre et de réformer, ne sont propres qu'à provoquer et à exaspérer les esprits.

C'est avec intention que nous avons reproduit une partie
de ce mémoire, dont la date récente et les motifs qui lui ont
donné le jour sont bien capables de provoquer de nouvelles
réflexions chez les enthousiastes de ce système.

Ces liaisons factices contractées par un geste, un regard,
qui n'ont pas d'autre moyen de se produire dans cette enceinte
où la dissimulation bien ordonnée passe aisément pour un retour au bien tant que l'occasion ne permet pas de se communiquer, ces liaisons se consolident à l'instant de la mise en
liberté entre ceux dont les penchants se sont devinés. Ce commencement d'association, organisé en dépit de la surveillance
et de la privation des réglements, se continue et se perfec-
tionne au temps de la libération. Personne ne nous contestera
de bonne foi que la sévérité du système n'ait pour fin de
forcer l'instinct des détenus à démêler leurs inclinations mu-
tuelles, leurs habitudes, leurs caractères particuliers, toutes
choses qu'ils ne sont pas long-temps à apprendre.

Un autre inconvénient inhérent à ce système, c'est l'emploi de prisonniers comme surveillants et comme moniteurs;
nous condamnons sans discussion cette pratique diamétra-
lement opposée aux principes d'ordre, d'équité et de sécurité.
Les qualités indispensables de tout surveillant et de tout moniteur sont, indépendamment de l'habileté dans l'art de lire,
d'écrire et de compter, l'activité, la tempérance, la vigilance,
la fermeté, l'adresse, l'obéissance et la probité. C'est parmi
les hôtes d'une prison, parmi les condamnés en récidive, qu'on va chercher ces vertus si rares, vertus qu'on ne
trouve pas même parmi les employés salariés. Ce silence auquel le système doit sa supériorité ne peut être réellement
maintenu qu'à l'aide d'employés capables, zélés, dignes de
confiance, tels que nos frères de Saint-Joseph qui sont les
véritables frères de ces malheureux. Nous trouverons parmi

eux des surveillants en possession de ces dons extraordinaires du cœur et de l'intelligence.

Nous avons prouvé les vices de ce système par le chiffre des punitions ; elles sont, en outre, insuffisantes pour maintenir la discipline. Cette assertion concorde avec l'aveu du gouverneur de Colbath-Fields et de celui de Westminster ; mais cette somme de punition et de sévérité que recèle le système du silence, et que nous repoussons sincèrement avec de telles conditions, pèse bien autrement sur le prévenu. Le caractère de ce système, la multiplicité et la minutie de ses règles, sont telles que souvent elles échappent au nouvel arrivant, qui n'a pas encore eu le temps de se familiariser avec elles. La première conséquence d'un semblable établissement est de faire éprouver aux prévenus tous les dégoûts d'un châtiment dont l'essai s'étend souvent à tort jusqu'à lui. Ses pensées, son attention, sont presque exclusivement appliquées à acquérir la connaissance des règles tracassières d'une maison où le ministère public le jette simplement par précaution. Quelle n'est pas la rigueur d'un châtiment auquel exposent l'ignorance et l'inadvertance !

Pendant qu'une peine infligée à un prisonnier, et considérée par lui comme la conséquence de sa faute, produit fréquemment dans l'ame du coupable un sentiment de repentir ou une ferme résolution de s'amender, résolution qui se fortifie par la direction d'un aumônier éclairé, tout ce qui entoure le prisonnier pendant son incarcération doit le pénétrer de cette pensée que désormais il n'a plus rien à attendre de la justice humaine que l'entière exécution de sa sentence. S'il résulte, continue le même rapport, de l'application de cette règle sévère que tel ou tel prisonnier n'y trouve aucun encouragement à mener une conduite meilleure ou à montrer des dispositions moins désordonnées, ce qu'il eût fait peut-être avec un régime plus doux, nous maintenons que ce désavantage est plus que contrebalancé par les bénéfices étendus et durables qui doivent découler d'une règle juste quoique inflexible.

Il suit évidemment des faits recueillis dans le régime du silence qu'il n'y a presque pas de chances qu'un prisonnier revienne à de meilleurs sentiments ou adopte une manière honnête de vivre dans les conditions actuelles. Les mesures en vigueur, par leur imprévoyance et leurs formes vexatoires, entretiennent une résistance et une fermentation dont la marche constante, bien que muette, est manifeste. Pour apprécier la moralité de ce système, qu'on se figure le désordre du pénitencier si l'attention du moniteur se relâche un instant. Ce moment est saisi par les détenus avec une promptitude incroyable. C'est une conquête qui a ses trophées. Ils s'interrogent et se répondent en un clin d'œil ; ils jouissent des désappointements et de la perplexité de leurs gardiens, et ils aiguisent leur esprit par l'exercice constant du plaisir d'inventer et de pratiquer mille supercheries pour tromper ce surveillant inhabile. Est-ce là un mode de discipline propre à faire naître la réflexion et à provoquer le repentir ? Sans suivre le prisonnier dans les marches et contremarches qui interrompent le cours et mitigent la sévérité de la peine, il est facile de prévoir les fréquentes occasions de communication.

Quand ce système parait manœuvrer parce qu'on le manœuvre bien, le mérite n'en revient point au système qui fonctionne bien, mais aux individus qui le font fonctionner. La puissance d'un gouverneur judicieux et consciencieux, qui est secondé par un bon personnel, est illimitée ; mais dans le cas contraire, avec des surveillants incapables et infidèles, là où les visites des magistrats sont rares et attendues, que devient le système ?

Malheureusement ces places sont données à l'intrigue, à la faveur, et non au mérite ; cependant l'administration d'une prison diffère bien de celle d'une commune, d'un département, où les citoyens honnêtes vont eux-mêmes au devant de la loi.

Mais admettons que ce système ait toutes les qualités qu'on lui attribue ; admettons que son efficacité soit démontrée, que le mutisme le plus complet soit obtenu des prisonniers, et que tout espoir de communiquer ensemble leur soit enlevé : eh bien ! dans ce cas-là même, il suffit du plus léger accident pour déranger tous les rouages de la machine ; le moindre incident trouble le quartier, et plus d'un abus, plus d'une infraction s'en échappent.

Et dans quel but, dit Crawford, a-t-on construit cette machine compliquée ? dans le but de vaincre des difficultés que ses auteurs ont eux-mêmes créées.

Ils assemblent en un même lieu des êtres sociaux, puis ils leur interdisent toutes communications, puis ils les punissent quand ils cèdent à l'impulsion la plus irrésistible de l'humanité, celle d'échanger ses pensées avec ceux qu'on vous condamne à avoir pour associés. C'est là une difficulté inventée par une ingénuité perverse, comme pour se donner le plaisir de la surmonter, et quand c'est elle qui l'emporte, comme cela arrive continuellement, alors le système s'en venge sur le prisonnier.

Ce système, tout défectueux qu'il soit en réalité, est le premier pas à la réforme, mais il manque aux fins importantes de sa nature. Il est impuissant à prévenir toute communication entre les détenus ; il a besoin de recourir aux punitions pour commander l'obéissance aux prescriptions de ses règles multipliées et obscures.

Les punitions reçoivent une extension que ses partisans les

plus sincères n'essayent pas même de justifier ; les prohibitions tombent avec une sévérité excessive et imméritée sur de simples prévenus qui, en raison et en justice, suivant le même rapporteur, doivent être moins rigoureusement traités que les condamnés. Il excite l'irritation de l'esprit, et dans beaucoup de cas l'esprit de vengeance, chez le prisonnier. L'impossibilité de rendre son action égale et uniforme fait qu'il est lui-même impropre à être appliqué comme mesure générale. Il exige, pour fonctionner, un degré d'activité et de surveillance qui ne semble pas toujours pouvoir être atteint. Enfin il ne présente aucun moyen d'empêcher le prévenu libéré d'être reconnu, et c'est là un danger qui n'a rien de léger ni d'imaginaire.

SÉPARATION DE JOUR ET DE NUIT.

Les préventions élevées contre ce système disparaissent devant les faits mieux connus et l'examen approfondi de son application. Le *separate-systeme* est basé sur les principes d'humanité, de civilisation, sur la simplicité de son administration et sur la nécessité d'une discipline efficace.

Examiné dans son application aux prévenus, aux inculpés, aux accusés et aux condamnés à temps, il aura complétement notre assentiment et comme médecin et comme moraliste. Les raisons qui motivent notre détermination sont péremptoires. 1° Nous avons vu que le système de vie en commun fait perdre au prévenu tout sentiment de décence et d'honneur, et l'expose à prendre part aux vices qu'à son entrée dans la prison il ne pouvait envisager sans horreur ; il est donc réduit à être complice ou victime. 2° Le système du silence est impuissant pour le préserver des souillures de la prison ; il lui impose d'autre part des règles difficiles à observer et dont la violation entraîne des châtiments ; il éprouve donc les privations, les sévérités, les restrictions qui constituent l'essence même de la peine que le coupable est condamné à subir.

Or, le premier de ces systèmes conduit le prévenu à la dégradation, à l'immoralité ; le second le soumet à des règles irritantes, vexatoires, et à la reconnaissance de collége.

Nous avons donné une approbation complète à l'adoption du confinement solitaire pour la prévention et pour la réclusion, d'abord comme médecin, parce que sa sévérité dans l'exercice a une durée bornée et ne peut contrarier les règles de l'hygiène; un air pur, une nourriture saine et suffisante, un abri contre le froid, un travail quelconque, voilà tout ce qui est nécessaire à la santé ; ensuite comme moraliste : le prisonnier reçoit tous les adoucissements compatibles avec sa situation, la visite de son défenseur, celle du directeur, de l'aumônier, des gardiens, et parfois celle de ses parents. Ces communications si restreintes, à entendre les adversaires de ce système, existent-elles toujours à ce point dans nos ateliers, dans nos manufactures, dans nos carrières, au milieu des travaux divers où l'ouvrier est naturellement ou forcément isolé, avec le mot de liberté, il est vrai, dans la bouche, mais non dans la pratique?

Quelles sont donc les distractions, les jouissances, les relations agréables de l'ouvrier honnête dans les occupations où l'attache le besoin de manger? A-t-il des récréations, des délassements dans sa vie de labeurs et de fatigues? Permis à vous de le penser, à vous qui ne pénétrez jamais dans l'asile toujours en deuil de la misère, à vous, publicistes généreux, doués d'une sensibilité profonde, ardents à guérir toutes les plaies de l'humanité avec les fleurs de l'imagination ; « mais prenez garde, cette belle flamme qui sort de votre tête n'arrive pas jusqu'à votre cœur et va s'éteindre dans un feuilleton. »

Or, par l'isolement le prévenu est éloigné de la fréquenta-
tion de ceux qui peuvent blesser ses mœurs, outrager ses
sentiments et dépraver son caractère. Plus d'immorales asso-
ciations ! Son honneur, sa vertu, sa pudeur, sa santé, toutes
ces prérogatives qui embellissent la nature de l'homme n'ont
point d'écueils à redouter. Cette solitude, s'il est innocent,
le laisse en paix avec sa conscience, et ses réflexions ont
toute la douceur de la retraite. S'il est coupable, il commence à avoir le repentir de sa faute par l'effroi de sa nouvelle situation.

L'isolement pour le prévenu est, à n'en pas douter, un pri-
vilége que la société a intérêt et obligation de maintenir.
L'existence des dangers de la communauté était trop bien
établie ; nous devons nous enorgueillir de lui avoir trouvé un
remède. Pour le prévenu, il n'y a pas d'alternative entre la
séparation et la contamination. Libre cependant à l'administration de dépouiller l'isolement (la cellule), en faveur du
prévenu, de ce qu'il a de pénal.

Pour ceux qui persistent à croire que la condition du prévenu dans ce système est un état de privation, de souffrance,
nous leur démontrons la valeur légitime du confinement solitaire, par la comparaison non pas entre l'emprisonnement et
la liberté, mais bien entre tel mode d'emprisonnement et tel
autre.

Dans l'économie de ce système, le prisonnier est enfermé
le jour et la nuit dans un appartement disposé de telle sorte
que rien n'y manque de ce qui est essentiel pour assurer la
ventilation, la chaleur, la lumière et l'exercice du corps (le
travail) ; tout ce qui est indispensable à la santé du prisonnier doit lui être largement accordé, mais au-delà point de
faveur.

Cet isolement individuel donne au prisonnier les occasions

de rentrer en lui-même et de s'amender seul dans sa chambre; il est forcé de penser (raisonnement des partisans du système); il a, pour nourrir ses réflexions, des livres appropriés à sa situation; il est visité par tous ceux qui sont désireux de lui indiquer la route du bien.

L'avantage le plus remarquable de ce système, c'est que les bienfaits qui en découlent ne sont pas limités à la durée de l'emprisonnement. Ceux qui ont été témoins des effets désastreux des liaisons contractées dans la prison, apprécieront les avantages immenses d'un arrangement de lieux qui met chaque détenu séparément et tous les détenus à la fois dans l'impossibilité de se reconnaître entre eux lorsqu'ils sont rendus à la liberté. On sait que pour les libérés leur avenir dans la carrière du crime est souvent déterminé par une reconnaissance ou la menace d'une révélation. On ne peut se lasser de le répéter, de s'appesantir sur ce point; c'est là l'écueil toujours présent dans les autres systèmes, écueil terrible, véritable sirène qui attire et cache le naufrage. Joignez à cela que le confinement solitaire devient le plus efficace et le plus salutaire de tous les châtiments pour les condamnés.

Que cette discipline soumette le prisonnier à des privations, que ces privations lui représentent la peine de son crime, c'est une des excellences du système; mais que cette sévérité soit d'une nature effrayante, qu'elle abandonne sa victime au désespoir et livre l'ame du coupable aux sombres terreurs de la solitude, nous ne nous en inquiétons pas pour le moment. Son travail fera sa consolation. La séparation et la gêne du condamné dans l'emprisonnement ont pour fin de le détourner du crime, d'imprimer à tout jamais dans son esprit le souvenir de la peine réservée à la violation des lois.

La pitié reculerait à tort devant l'infliction d'un châtiment mérité. Nos sympathies pour les souffrances du coupable ne vont pas jusqu'à oublier que l'impunité, ou les peines qui lui ressemblent, exerce sur les esprits pervers l'influence la plus déplorable, et qu'être bon envers les méchants c'est être cruel envers les bons.

On peut répondre à ceux qui traitent d'utopie l'espoir de réformer les criminels, qu'il y a des heures dans la vie où l'esprit se réveille à la réflexion, et où le cœur éprouve l'envie de faire une bonne action.

Ce qui distingue encore particulièrement le système de l'isolement individuel, c'est son extrême simplicité; ce qui rend son efficacité indépendante de l'administration de la prison ou du nombre de ses prisonniers. La séparation individuelle se prête aux combinaisons de tous les plans; les devoirs de l'employé sont simplifiés; un personnel peu nombreux suffit à tous les besoins du service.

Il est temps d'aborder pleinement et d'attaquer la partie médicale du concours en démontrant l'action physique et morale des pénitenciers sur le condamné; nous continuerons, ainsi que nous avons déjà procédé, à exposer l'opinion des écrivains versés dans cette matière; nous emprunterons à leurs travaux les documents qu'ils doivent à leurs recherches : ils nous serviront de boussole dans cet océan sans bornes de la controverse. Ces jalons une fois posés, nous nous acheminerons vers la fin de notre sujet en prenant la bannière de la vérité, de l'expérience et de la logique.

La vie sédentaire, quelles que soient les circonstances qui l'accompagnent, a pour effet d'affaiblir l'organisation et de la disposer en conséquence aux infirmités du corps et de l'âme. Cette proposition n'est un théorème pour personne. Ce résultat se remarque dans la vie domestique, dans les tra-

vaux d'intérieur, dans les communautés comme dans les prisons, et partout où l'exercice du corps ne reçoit pas son entier
développement. Si nous considérons les causes morales des
maladies humaines, nous sommes conduits à reconnaître que
la vie sédentaire dans la prison entraîne avec elle toutes les
passions débilitantes et hâte singulièrement les progrès de la
pathologie organique telle que la phthisie pulmonaire.

Les hommes condamnés à habiter ces terribles et étroites
enceintes y sont exposés presque sans défense aux influences
morbifiques qui se plaisent à y fixer leur empire ; ils en res-
sentent vivement les redoutables atteintes. Le caractère habi-
tuel de leurs maladies donne des preuves manifestes de l'altération profonde que tant et de si puissantes causes de
destruction exercent sur l'économie animale.

Des cellules, autrement des cachots étroits, où la clarté du
jour pénètre à regret, où l'air et la lumière ne s'introduisent
que par une monotone lucarne, souvent irrévocablement
fermée, éléments à peine suffisants à la vie physique, voilà
l'habitation du prisonnier.

Ajoutez à l'horreur de l'incarcération la sombre tristesse
et l'ennui dévorant qui servent de cortége sous les verroux,
quand par bonheur l'arbitraire et la violence restent à la porte.

Après cela est-il surprenant que les affections les plus simples revêtent dans ces funestes asiles des symptômes de désordre, de trouble, de malignité, analogues aux pernicieuses
influences auxquelles le condamné est exposé? Cette circonstance, qui rend les maladies meurtrières dans les prisons, est
due d'abord à l'état de débilité extrême qui résulte d'une
nourriture peu tonique, du défaut d'exercice, de l'ennui, de
la privation de la liberté, et en grande partie au principe
morbifique que leur impriment l'isolement et le concours d'é-
vénements dans lesquels vit le prisonnier. Une particularité

qu'il est utile de noter sur les maladies des prisons, c'est qu'elles présentent beaucoup moins de chances de guérison que les autres par rapport à la continuité des causes qui leur donnent naissance. Un dernier caractère, c'est l'extrême longueur de la convalescence, ce qui tient d'une part à l'épuisement des sujets avant la maladie et de l'autre au défaut de réparation après qu'elle s'est terminée. N'oublions pas d'abord que le condamné est souvent un homme énervé par les vices qui ont fini par l'amener au crime. Il a été soumis, avant d'arriver à la prison, à des privations et à des fatigues qui presque toujours ont altéré plus ou moins sa santé; aussi trouve-t-on rarement en lui cette énergie morale, cette activité physique et intellectuelle qui lui permettent de braver les éléments qui l'environnent. La société qui le rejette demande pourtant compte de son sort. La vie des hommes ne saurait être enlevée par détour et supercherie.

Le typhus ne pénètre plus dans ces établissements isolés. Les miasmes délétères qui s'engendrent dans toute réunion d'hommes formée dans les lieux étroits et non aérés n'y ont plus leur cause de production ; mais les affections muqueuses et catarrhales y prédominent comme par le passé : on y rencontre constamment le catarrhe pulmonaire, la gastrite chronique, la diarrhée, la fièvre muqueuse, la fièvre lente nerveuse. Le passage de la cellule dans les cours excite ces irritations par le changement brusque de température.

Toutes les affections de la prison présentent plus de tendance à la chronicité qu'ailleurs, et donnent souvent naissance aux squirrhes de l'appareil digestif, à l'engorgement des glandes mésentériques, aux scrofules, etc.

Les maladies du système nerveux y sont également très-communes et y offrent en général beaucoup d'intensité et de ténacité; les fièvres ataxiques, la céphalite aiguë, la phrénésie, l'hypochondrie, l'hystérie, la nostalgie, y sont fréquentes. Cette dernière névrose y est ordinairement redoutable et accompagnée de gastro-entérite chronique ou de fièvre hectique. L'imbécillité, l'idiotisme, l'onanisme, s'y rencontrent souvent et se terminent d'habitude par la mort.

Les affections du système lymphatique, et particulièrement les hydropisies, l'endurcissement des glandes du mésentère, la phthisie, l'engorgement du foie, les tumeurs froides, sont fort communes dans les prisons en général et dans les cachots qui ont beaucoup de rapport avec la cellule ; elles y sont ordinairement le résultat de l'irritation prolongée des tissus muqueux, séreux, cutanés et autres.

Ce premier aperçu des accidents des pénitenciers ou de la prison nous fait pressentir que l'action de tout système sur le physique comme sur le moral n'a rien de régulier ; elle ne saurait assurément être uniforme, parce que la situation des condamnés n'a rien d'identique, et que, par conséquent, le résultat physiologique ne saurait être le même.

L'homme abandonné à l'oisiveté, livré à la misère, habituellement nécessiteux par paresse, engourdi par sa mollesse ou son découragement, le même homme, mal vêtu, mal logé, dont le régime de vie est aussi incertain que la volonté, celui-là ne souffrira pas autant au physique dans sa cellule que dans sa vie vagabonde ; il y trouve pour sa santé tous les préservatifs qui lui manquaient dans sa liberté. Pour lui, les phénomènes physiologiques gagnent à ce nouvel état. Le travail enfin auquel on l'assujettit ajoute une nouvelle condition d'hygiène à celles qui l'influencent de toute part.

Il n'en est pas ainsi de l'homme affairé qui a vécu dans l'aisance, dont la vie active le mettait en relation avec la société du matin au soir, dont l'existence était en mouvement perpétuel. Ces courses sans cesse renaissantes, ce passage

d'un lieu à un autre, cette activité de locomotion accompagnée du bonheur matériel, cette existence dont tous les instants étaient remplis par des occupations variées tardera-t-
elle à se ressentir de cette substitution, de ce renversement ?
Comment se comporteront alors ces organes si actifs, habitués
au déplacement? Que deviendra ce système musculaire, jadis
toujours en action, et ces organes internes dont les fonctions
étaient accrues et admirablement secondées par cette agitation qui leur convient en imprimant des secousses salutaires
à leur perfectionnement? Ces contractions si énergiques du
cœur et des vaisseaux artériels, qui leur rendra cette impulsion vitale d'autrefois? La respiration pulmonaire s'exécute-
rait-elle encore régulièrement, lorsque l'oxigène, ne se re-
nouvelant qu'avec lenteur, ne produira plus ses effets chimi-
ques avec la même rapidité? L'organe digestif pourra-t-il
encore préparer et élaborer la substance alimentaire comme
par le passé ? Ces sens qui n'ont plus d'aliment extérieur ne
languiront-ils pas d'abord? ne s'émousseront-ils pas bientôt?
Cet être fort, vigoureux, va devenir apathique, insouciant,
languissant, et, à mesure que ses forces s'affaibliront, ses
viscères deviendront paresseux ; la résorption ne s'effectuera
plus aussi bien ; l'équilibre entre les systèmes sera rompu,
détruit. Le tissu musculaire, en perdant son caractère fibri-
neux, se chargera dans les interstices d'une graisse oléagi-
neuse sans consistance. Le teint de ce reclus sera bientôt altéré, parce que la circulation et la respiration chez lui sont
débilitées et ralenties. Voilà les principaux désordres qui
succèdent à cette santé florissante. Les maladies enfin, insé-
parables de l'affaiblissement vital, ont accès dans cette constitution inébranlable jusqu'alors ; elles revêtent le caractère
subinflammatoire, et malheur à cette victime de la cellule si
le médecin est un disciple pur de Broussais ou un imitateur

imprudent de M. Bouillaud! Je m'abstiens de prédire ce qu'il
arrivera, ce dont j'ai été malheureusement trop souvent té-
moin : cet homme passera au moins aux incurables, si son
âme n'est pas exhalée avec son sang.

Chacun des états de l'homme en société condamné à la
cellule solitaire comporterait un tableau de phénomènes particuliers. Nous nous contenterons de donner l'éveil et de
mettre le lecteur sur la voie de ce qui doit survenir. On nous
saura gré néanmoins de tracer quelques traits de son action
sur l'enfance. Cet âge est une époque d'émotions, de changement de scènes ; les aliments de cet âge sont tout ce qui
offre de la mobilité ; son élément, c'est la vie d'agitation, de
spectacles, de gymnastique. L'enfant a besoin de s'épancher,
de se communiquer, de transmettre ses pensées, de satisfaire
sa curiosité instinctive, d'établir des relations avec toute la
nature ; son instruction, son éducation, son accroissement, la
régularité de ses formes, ses penchants naturels, tout l'invite
à user de sa liberté et des priviléges de la civilisation. Trou-
vera-t-il à satisfaire les besoins du corps et les désirs du
cœur dans un espace tout au plus assez vaste pour loger
un bête féroce ? La condition de l'ours à Berne est bien préférable : lui aussi a une cellule, seulement pour la nuit et le
mauvais temps ; mais dans un beau jour, l'air, la lumière, la
promenade, les visiteurs, il a tout à souhait, jusqu'à des ren-
tes inscrites sur l'Etat.

On conçoit donc sans peine ce qui arrive lorsque le prisonnier passe d'une vie active à un vie immobile, car l'exercice de la prison est bien modéré. L'étroite enceinte d'une
cellule ne permet guère de se livrer à la promenade ni à des
mouvements variés. Que la gymnastique d'un semblable établissement est limitée dans ses exercices ! Des sorties deux fois
par jour, en compagnie d'un gardien, il est vrai, ont pour but

de suppléer au manque d'espace et de récréer un peu le détenu par ces communications salutaires avec des gens de bien
dont l'attachement et le contact de quelques instants est une
consolation qui n'a pas de prix dans cette condition.

Ce supplément d'exercice, de délassement à la rigueur de
la retraite, est-il fait pour distraire le prisonnier de ce silence qui règne dans cette tombe vivante, où il reçoit tout
juste ce qui doit l'empêcher de périr ? Au reste, quelle que
soit l'institution d'une prison, l'exercice corporel est presque
incompatible dans son intérieur, parce que son défaut d'espace est toujours un des inconvénients auxquels ils est difficile de remédier.

Le premier effet du repos poussé à l'extrême est la faiblesse
générale , le trouble des fonctions digestives et les désordres des organes abdominaux, la diminution de la transpiration insensible, de l'exhalation cutanée, l'altération des fluides
vitaux, le ralentissement dans la grande et la petite circulation, dans le mouvement des fluides lymphatiques et veineux,
les changements apportés dans la nutrition, la flaccidité, la
mollesse des chairs, la tendance aux stases diverses, à la stag-
nation des humeurs, soit dans les vacuoles du tissu cellulaire,
soit dans les membranes synoviales , l'œdème de quelque
partie, la diminution de vitalité et d'énergie du système musculaire, état qui tient, en remontant à la source, au manque
d'exercice de l'organe respiratoire, soit que l'air soit insuffi-
sant, soit qu'il soit impropre à la respiration, soit que cet
organe ait besoin de ces secousses imprimées par la vie active, par le mouvement, le déplacement, les changements de
positions apportés dans le cours ordinaire de la civilisation
ou de la vie libre ; et lorsque l'air est, par surcroît, vicié, la
diathèse scorbutique en est la suite, et chez les jeunes gens la
diathèse scrofuleuse, puis la cachexie chez ceux d'un autre âge.

Enfin, les passions basses, la réflexion, le chagrin, l'amour
du repos, renforcent cette privation des communications acti-
ves qui est d'autant plus pernicieuse que la vie était auparavant plus active et plus ambulatoire.

La vie fermée, retirée, porte à l'oisiveté qui engourdit les
facultés de l'esprit, fait perdre les bonnes habitudes, les dégrade, et produit bientôt ou entretient les idées tristes auxquelles un si grand nombre est en proie et succombe; elle
rend les organes bien plus susceptibles de recevoir l'impression des causes morbifiques.

Cependant, quel que soit le crime du coupable, on ne doit
pas lui arracher la vie quand la société ne veut que le priver
de sa liberté. Tel serait cependant le résultat de l'isolement
absolu si aucune distraction ne venait en adoucir la rigueur.
Voilà pourquoi le travail est introduit dans la prison solitaire;
loin d'être une aggravation de peine, il est pour le détenu un
véritable bienfait; alors même qu'il ne serait pas pour certain
criminel un allégement à ses souffrances, il ne doit pas moins
être forcé de s'y livrer. C'est l'oisiveté qui l'a conduit au crime, en travaillant il apprend à vivre honnêtement; sa détention est coûteuse à l'état, par son travail il soulage le
trésor.

Seulement les ouvrages de la cellule qui veulent qu'on
soit assis, qui fixent le travailleur à la même place, parce que
le peu d'étendue de l'appartement limite la nature des travaux en bornant la force et l'espace, ces occupations ne sont
pas appropriées à la santé.

En vain chercherait-on à comparer les détenus aux hommes libres qui exercent leurs professions dans des chambres
étroites et renfermées; ces derniers, dès qu'ils le veulent,
vont au loin jouir d'un spectacle nouveau et respirer un air
pur et réparateur,

Dans la distribution des travaux dans le pénitencier, on doit consulter la santé des détenus et les besoins qu'ils auront d'un métier qui leur procure du pain. L'étroitesse de la cellule ne permet pas ordinairement des travaux salutaires, encore moins des travaux lucratifs. Les ateliers les plus convenables à la santé, ceux de menuiserie, charpenterie, marbrerie, corderie, sont impossibles. Plusieurs occupations devraient aussi être assignées alternativement aux mêmes individus. Rien ne s'oppose à ce qu'on fasse succéder un travail pénible à un travail qui ne l'est pas, un travail qui développe les forces à un travail sédentaire, un travail extérieur ou en plein air à un travail intérieur qui peut s'exécuter en tout temps.

Le cercle des occupations manuelles et autres doit remplir sans interruption les journées; il faut que les prisonniers travaillent, mais il faut aussi qu'ils se reposent pour que leurs forces épuisées se renouvellent. Ainsi que les personnes qui mènent une vie sédentaire, les prisonniers deviennent sensibles à l'action du froid ; il conviendrait de les accoutumer à l'air libre en les faisant travailler sans abri.

Ces considérations préliminaires posées, nous dirons que les effets de l'emprisonnement sur le moral, et par suite l'influence du moral sur le physique, varient en raison des sentiments et des circonstances qui prévalent chez les détenus. Ainsi, ces effets ne sont pas les mêmes pour celui qui trouvait le bonheur dans sa famille et pour l'être qui y était malheureux, pour le marchand dont le séjour en prison entraîne la ruine et pour le misérable qui ne peut rien perdre à ce changement, pour l'homme sensible à l'honneur à qui un moment d'égarement ou de passion fit commettre une faute et pour l'homme endurci dans le crime qui ne connaît ni le repentir ni la honte. Quelle différence entre le fanatique qui croit fermement que sa prison et les peines qu'il y endure lui ouvrent la voie du ciel à celui qui s'indigne et s'irrite en silence dans les fers, l'homme que n'abandonne point l'espoir et qui s'arme de courage à l'homme qui ne voit qu'un abîme dans l'avenir ? Les affections morales de tous ces individus sont donc bien opposées. Mais comme les circonstances dans lesquelles ils se trouvent ont quelque chose de commun (la perte de la liberté, la tristesse), leurs effets sur le physique se ressemblent en quelque sorte ; c'est ainsi que la diminution d'appétit et le trouble de certaines fonctions se remarquent chez tous. Quel homme ne serait pas d'abord abattu quand, jeté tout-à-coup dans une prison, il pense à sa famille et regrette ce qui naguères faisait le charme de son existence , quand l'isolement absolu le livre à l'inquiétude, aux réflexions les plus déchirantes ? Quel ne doit pas être le tourment d'une âme bourrelée par tant de maux lorsqu'elle considère son état d'abjection ? Un grand nombre d'exemples a malheureusement trop prouvé que cet état moral s'accompagne de la perte des forces physiques et de la disposition aux maladies organiques; que l'hypochondrie survient et aggrave encore ces effets; enfin, que tout concourt à exalter la sensibilité et à rendre le caractère craintif et ombrageux.

Les impressions sont relatives à l'individu ; elles intéressent dans la cellule son existence par la douleur. La pensée qui retourne toujours sur ses mêmes traces peut se mouvoir en ondulations circulaires qui se resserrent quand l'impression est douloureuse. Le chagrin s'aigrit quand il est fixe ; plus il se replie sur lui-même, plus il s'aggrave ; il se grossit à la manière du tourbillon en ramassant tout ce qu'il rencontre sur sa route. La passion triste ramène toujours à la même méditation toutes les idées, toutes les affections. Il faut en effet de l'agitation pour se soustraire aux fatigues de l'âme.

Un homme constamment sous le poids de la crainte ou de

la tristesse va droit à Bicêtre s'il ne meurt à l'hôpital. Cette
hydre ne fait point de quartier, elle tue l'âme ou le corps.

Mais notre cœur aussi l'emporte à ce moment sur la raison,
tant il est rare d'avoir toujours de la vertu; c'est un milieu
où il est difficile de se maintenir; pour peu qu'on perde l'é-
quilibre, on tombe à droite ou à gauche. La tempérance est
entre le trop et le trop peu. La générosité siége entre l'ava-
rice et la prodigalité. Comment rester dans cet équilibre
moral? La vertu consiste à empêcher aux passions qui portent au mal de s'émouvoir, et aux affections pénibles de s'abstenir du bien.

La fermeté de Louis XVI dans le malheur, c'est la vertu qui
se place entre l'audace qui égorge et la peur qui fait éva-
nouir.

Mais ce grand calme dans la cellule, c'est l'indifférence,
c'est le sommeil, c'est la vie organique, c'est la situation du
coupable, non du coupable réformé, mais du coupable qui a
perdu les attributs de l'homme. Quand nous n'avons plus de
passions nous n'avons ordinairement plus de sensibilité, plus
de vertu. Dans la cellule qui excite la terreur par son silence,
sa nudité, sa monotonie, ses murailles épaisses et froides, fuyant
le mal qui la menace au dehors, toute la sensibilité animale se
réfugie à l'intérieur pour s'y soustraire aux souffrances physiques. De là doit naître naturellement la douleur qui ouvre le cortége des passions humbles, la prière, le chagrin, l'abattement,
l'ennui et le funeste désespoir qui conduit au fanatisme, à la
folie ou à la mort. Les facultés commencent dans tous les cas à
se déprimer; l'esprit est morne, ombrageux, consterné; l'i-
magination s'effraie du présent et peint le tableau de l'avenir
des plus sombres couleurs. La physionomie est resserrée, grip-
pée; les traits perdent leurs contours gracieux et réguliers; la
face, rabaissée vers la terre, est pâle et livide; les yeux éteints

sont vitrés comme dans l'inanition ; les membres s'affaissent, s'amaigrissent et tremblent. Le cœur redouble d'activité : on dirait l'agonie ; ses mouvements sont tumultueux, irréguliers, mais peu énergiques. La respiration devient suspirieuse et entrecoupée. Le sang, retiré au dedans et vers les gros vaisseaux, s'accumule sur cet appareil qu'il gonfle et opprime, d'où naissent dans les cas ordinaires la langueur et la pâleur extérieures quand la scène ne s'achève pas par une des terminainaisons que nous avons indiquées.

Les êtres d'une complexion délicate, les enfants, les femmes, les personnes grêles qui ont une complexion mobile, une disposition aux affections du corps et de l'âme, ne résisteront point à ces ébranlements de la crainte, de l'horreur de leur situation, à moins de devenir insensibles en tombant dans l'apathie et l'abrutissement, ou encore de rencontrer la grande ancre des souffrances humaines.

Veut-on savoir ce qui influe sur le prisonnier et le désespère ? C'est l'appareil menaçant qui l'entoure, ces murs épais qui l'enclosent, ces barreaux de fer si rapprochés où la chaleur et la lumière trouvent à peine un accès; c'est le cri terrible des portes et des verroux qu'on ferme lourdement sur lui; c'est l'œil inquisitorial d'un gardien inflexible; c'est sa pensée fixe, sa pensée qui se concentre sur la nature et l'image de sa peine.

Il est des philanthropes qui regardent l'emprisonnement solitaire comme plus violent que la torture; si le tourment paraît moins violent, il dure bien davantage : le patient n'y gagne rien. Cette torture morale est de tous les instants.

Les prisonniers dont l'imagination est sans feu, ceux qui pensent rarement, s'abrutissent à la longue, perdent avec la liberté l'élévation des sentiments, l'énergie de l'âme, et deviennent stupides, égoïstes. Ces effets, ainsi que le chagrin, la mélancolie, la nostalgie, qui font mourir tant de détenus, sont ordinairement produits par les longues et excessives infortunes. Il y a cependant des sujets méprisables pour lesquels la gloire de leur désordre, les livrées du crime, sont une compensation aux peines qu'ils éprouvent. Les scélérats consommés, les gens d'un esprit lourd, pesant, pourront bien, il est possible, ne pas éprouver une seule palpitation dans ce séjour affreux et bien digne d'être redouté.

Lorsqu'on étudie l'homme, on apprend bientôt qu'on ne gagne rien à l'avilir pour le rendre à la vertu. Il importe, dites-vous, de le punir sans le flétrir, sans le dégrader dans sa propre estime ; et par la cellule, quand vous ne le dégradez pas, vous ne l'arrachez pas non plus à la funeste persuasion où il est souvent qu'il est incapable de retourner au bien.

Quelques personnes supportent l'emprisonnement solitaire sans qu'il paraisse en résulter chez elles un grand affaiblissement de corps et d'esprit, tandis que d'autres succombent à un emprisonnement peu long ; la continuité du même châtiment provoque chez elles des maladies incurables. L'action physique du pénitencier diffère suivant les âges, suivant les sexes, la sensibilité organique des sexes n'étant pas la même. Ce nouveau genre de vie, bien opposé à celui de toutes les conditions, ne manque jamais de changer le mouvement vital et d'opérer selon la nature de l'organisation; car il est des constitutions fortes et des constitutions délicates, il existe des hommes qui pensent beaucoup et d'autres qui pensent très-peu, et dans l'un et l'autre cas le système a des effets variés.

Le genre de vie qui a précédé l'entrée dans la cellule a sa part dans les effets physiques. L'homme habitué par état à travailler au grand air, dans les champs, sous les rayons d'un soleil ardent, dans une position élevée sur les montagnes, au

milieu d'une atmosphère pure, où l'air vif, agréable, se renouvelle constamment, où sa vie active contribuait à l'entretien
et au développement organique de tous les tissus, où tout
était propre à lui donner la force et une bonne direction, cet
homme éprouvera dans l'isolement des effets physiologiques
tout autres que le tisserand qui a résidé dans un réduit bas
et obscur, souvent humide, où l'air circulait péniblement, et où
une nourriture peu abondante, peu substantielle, faiblement
réparatrice, faisait son alimentation habituelle. Ici, point de
parallèle; tout concourt à détériorer, à faire périr le premier,
pendant que le deuxième ne souffrira point de ce changement.
L'existence nouvelle de ce dernier sera plus salubre; sa nourriture plus tonique déterminera une amélioration dans tous
les actes de sa vie. La villageoise qui s'occupe de ses champs,
de son troupeau, dont rien ne borne le mouvement et la liberté,
elle qui respire à l'aise sur sa colline et ses montagnes, sera
autrement maltraitée par cette transplantation que la coutu-
rière séquestrée du matin au soir dans une chambre. Quelques
administrateurs éclairés pensent qu'on devrait borner l'emprisonnement solitaire à la discipline des prisons. La société
de Boston cite des exemples nombreux où cette punition a
réussi à subjuguer des hommes qui paraissaient être endurcis
à tout autre mode de punition; mais elle reconnaît l'incompati-
bilité et le danger de son emploi juridique, et justifie son
opinion par l'expérience des prisons où on en a fait l'essai.

La réaction du physique sur le moral peut avoir pour
cause le régime diététique de certaines prisons telles qu'aux
Etats-Unis ; alors l'affaiblissement du corps produit l'altération de l'entendement. Les coupables qui subissent l'emprisonnement solitaire dans quelques états de l'Union reçoivent rarement la ration ordinaire de la prison. Chez nous, la violation
de la loi du silence conduit le coupable au cachot noir, où sa

nourriture aussi est réduite. Or, on conçoit que l'emprisonnement solitaire au pain et à l'eau ne saurait être prolongé pendant un espace de temps considérable sans altérer la santé, la force du prisonnier, et sans réagir d'une manière terrible sur son moral. Tous les surintendants des pénitentiers sont d'accord que ce régime, au bout de 60 à 70 jours, réduit le convict à une affreuse maigreur, et rend nécessaire sa translation de la cellule à l'hôpital pour lui rendre ses forces au moyen de toniques et d'une nourriture substantielle.

Les membres de la société de Boston reprochent à l'emprisonnement solitaire l'inégalité de ses effets, le regardent comme un châtiment terrible pour l'homme dont l'esprit est cultivé et la sensibilité développée, mais comme une peine comparativement légère pour les hommes stupides et ignorants, pour ces êtres dont l'esprit est obtus, dont la sensibilité est inactive, et qui ressemblent à de véritables animaux engourdis.

La grande diversité des caractères et des habitudes, des dispositions du corps et de l'esprit, disent les administrateurs de la maison du Maine, fait de l'emprisonnement solitaire une peine très-inégale.

Les premiers jours et les premières semaines de solitude paraissent pénibles à tout convict. L'inégalité de ses effets sur le physique et sur le moral ne devrait pas lui permettre de s'étendre au-delà des limites du pouvoir disciplinaire, car il ne peut recevoir de la loi, ni dans son application, ni dans sa durée, le caractère du châtiment juridique.

M. Labaw, gardien de la prison de New-Jersey, rapporte qu'il a vu des cas où le confinement solitaire pendant 20 à 30 jours a nécessité la translation du convict à l'hôpital. Ne serait-il pas plus naturel d'infliger des peines corporelles que ces peines qui épuisent le physique et le moral sans opérer aucun changement de correction ? Aussi l'opinion publique est enfin si justement révoltée dans plusieurs états de l'Union contre ce système et ses dangereuses conséquences, que les rapporteurs déclarent ne pas insister sur ce point parce que l'idée de soumettre des convicts à ce régime trouvera désormais peu de partisans. La punition de la séparation individuelle pour un long espace de temps, infligée à des convicts condamnés à la prison et à un travail pénible, est, selon moi, pire qu'inutile comme moyen de réforme ; en affaiblissant le corps et l'esprit elle rend le convict à la fois peu disposé et peu propre à s'acquitter d'un travail productif. Dans cet état les convicts sont, pendant une portion considérable de leur temps, traités comme infirmes, avec un surcroît de dépenses pour les médicaments et la nourriture d'hôpital. (*Rapport de West-minster.*)

M. Allin, dans son rapport sur la prison d'Auburn en 1834, où 56 convicts avaient été condamnés pendant deux ans à la prison individuelle, dit qu'après avoir examiné les prisonniers relativement à l'effet produit en général par l'emprisonnement cellulaire sur leur tempérament et leur santé, il fut convaincu que les effets étaient pernicieux pour la plupart d'entre eux.

« Ils se plaignaient généralement d'une faiblesse, d'une débilité excessives, quelques-uns de violentes et d'autres de légères affections aux poumons, d'autres de douleurs rhumatismales, de raideur et d'enflure de leurs membres qu'ils représentaient comme étant paralysés ou fréquemment engourdis. Un d'eux se plaignait de hernies qu'il attribuait à la faiblesse occasionnée par sa détention; un autre avait de fréquentes convulsions, après lesquelles il se trouvait dans un grand état d'épuisement; plusieurs, depuis leur emprisonnement, avaient beaucoup perdu de leur embonpoint, avaient peu d'appétit; leur sommeil était agité... Presque tous déclaraient qu'ils préféreraient le travail le plus dur et la nourriture la plus grossière à leur condition actuelle. »

Le général Lafayette a toujours condamné avec force le châtiment de la solitude. «Cette peine, dit-il, ne corrige point le coupable. J'ai passé dans l'isolement plusieurs années à Olmutz, où j'étais détenu pour avoir fait une révolution, et dans ma prison je ne rêvais que révolutions nouvelles.» Cette séparation, qui place le détenu en présence de son crime, ne lui apprend donc pas toujours à le haïr ; si son âme est blasée sur le mal, le remords dans l'isolement ne vient pas l'assaillir. Aussi, depuis 1825, le système de l'isolement sans restriction a cessé d'être pratiqué à Auburn. On acquit bientôt la preuve que ce régime, funeste à la santé des criminels, était impuissant pour opérer leur conversion.

Un surintendant dit, en parlant de Newgate, pénitencier dans lequel l'emprisonnement solitaire était le seul châtiment en vigueur: « Le mode actuel de punition, quelle que soit sa durée, affaiblit beaucoup les détenus sans cependant les dompter aucunement. »

Howard s'est toujours opposé à ce qu'on adoptât le *solitary confinement* comme peine.

M. Wilbeforce a entendu Howard lui-même citer des faits nombreux d'aliénations mentales produites par ce système.

M. Samuel Romilly persiste à reconnaître que le solitary confinement aurait les plus graves dangers dans l'application comme peine, et qu'il faut le réserver uniquement comme moyen disciplinaire pour dompter les caractères les plus insubordonnés; qu'autrement on ne saurait l'admettre.

La chambre des communes répugne généralement à admettre le confinement solitaire autrement que comme moyen

4

disciplinaire, et adhère aux principes de classification con-
seillés par Howard.

Les auteurs du rapport de la société des prisons voient
avec regret la tendance à l'extension du système cellulaire
pendant le jour, lorsqu'ils considèrent les avantages du silence et qu'ils reconnaissent que le travail rigoureusement silencieux isole véritablement les prisonniers pendant le jour,
de même qu'ils le sont dans leur cellule pendant la nuit.

Avec le confinement solitaire on pressent les difficultés, disent tous les rapporteurs, de trouver des travaux compatibles
avec la détention passée dans une cellule ; il n'est pas de pays
où ces difficultés ne se rencontrent et où elles ne soient insurmontables. « Une pareille discipline ne saurait devenir le
régime intérieur de toutes les prisons. »

La peine de l'isolement appliquée au criminel pour le
conduire à la réforme repose sur une pensée philanthropique et
vraie, si l'on pouvait entourer cette théorie de tout ce qui
peut la rendre praticable et salutaire. (*Rapport du Connecticut.*)

Pour le coupable, la solitude absolue, quand rien ne le distrait ni ne l'interrompt, est au-dessus des forces de l'homme ;
elle consume le criminel sans relâche et sans pitié ; elle ne
réforme pas, elle tue. (*New-York rapport.*)

Les malheureux d'Auburn sur lesquels se fit d'abord cette
expérience tombèrent dans un état de dépérissement si manifeste que leurs gardiens en furent frappés. Leur vie parut en
danger, plusieurs succombèrent la première année. (*Elam-
Lynds.*) Leur état moral n'était pas moins inquiétant : plusieurs
étaient devenus fous ; d'autres, dans leurs accès de désespoir,
invoquaient la mort et la cherchaient.

C'est une triste vérité, d'ailleurs, que la plupart des condamnés ne se réforment point, même pendant ce genre de dé-

tention; ils s'endurcissent au contraire dans leur méchanceté, et sont, après leur libération, plus vicieux et plus consommés dans le crime qu'ils ne l'étaient auparavant. (*Législation de New-York*, 1829.)

Grand nombre d'inspecteurs d'Angleterre et de l'Union pensent que dans plus d'un cas l'emprisonnement solitaire pendant un an au plus produit toutes les affections nerveuses : une excessive débilité, les scrofules, l'œdème, la démence, et dans beaucoup de circonstances des maladies du poumon. Il faut observer que les convicts peuvent succomber dans cet intervalle de temps, si on ne leur permet d'aller dans les cours, où l'air frais et un travail modéré raffermissent la constitution et empêchent l'entier dépérissement de la santé.

Quand tous les animaux souffrent de l'incarcération, comment l'homme échapperait-il à son influence ? Sans doute on a vu aux États-Unis des organisations résister à l'emprisonnement solitaire pendant des années, lors même que ses rigueurs étaient accrues par un régime diététique. On sait qu'en France un des malheureux disciples de Cartouche vécut 43 ans dans l'un de ces affreux cachots où jamais ne pénétrait un rayon de soleil, mais ce fait forme l'exception et non la règle.

Nous consignerons dans ce chapitre le résultat de l'enquête sur le pénitencier de Philadelphie, visité par MM. de Beaumont et de Tocqueville.

Le nº 28 dit que sa santé, sans être mauvaise, est inférieure à ce qu'elle était hors de la prison. Le travail lui paraît absolument nécessaire ; il mourrait sans lui. Il attend la visite de son gardien avec impatience ; c'est une grande consolation pour lui de le voir. L'été, un grillon était entré dans sa cour ; il lui semblait avoir trouvé en lui un compagnon. Lorsque par bonheur un papillon ou tout autre animal entre dans sa cellule, il ne lui fait jamais de mal.

N° 36. — La santé de ce récidiviste est bonne; le travail pour lui est un grand bienfait; la journée du dimanche lui paraît interminable, parce que ce jour-là le travail est interdit. Ce prisonnier est convaincu qu'il ne pourrait se passer de la cour attenante à la prison.

N° 41. — Ce détenu avoue que la solitude est le plus affreux supplice qu'on puisse imaginer; il avoue que si son corps est bien portant, son âme est cependant bien malade. Il déclare ne pouvoir vivre sans travail; aussi le dimanche est bien long à passer. Les idées religieuses sont pour lui une grande consolation. (Désespoir religieux.)

N° 56. — Ce récidiviste est souffrant, ce qu'il attribue à l'absence d'exercice et au défaut d'un courant d'air suffisant. En montrant sa Bible, il assure qu'il puise dans ce livre ses plus grandes consolations. Le travail est aussi pour ce dernier un plaisir; ce serait une aggravation à ses maux d'en être privé. (Désespoir religieux.)

N° 46. — La solitude lui paraît un châtiment extrêmement dur; il jouit d'une bonne santé; il attend l'aumônier comme un messie, et le travail fait son bonheur. (Désespoir religieux.)

N° 61. — Personne, selon lui, ne peut comprendre ce qu'il y a d'affreux dans la solitude continue; il n'a que deux plaisirs, travailler et lire sa Bible. Suivant lui, la cour attenante à sa cellule est absolument nécessaire à sa santé.

N° 65. — Bien portant, il se plaint des maux que cause la solitude, dont le travail est le seul adoucissement.

Le n° 32 déclare que le travail et les visites de son chapelain sont les seuls plaisirs qu'il connaisse.

N° 20. — Sa santé est excellente. Il s'est accoutumé par degrés à la solitude; le travail est pour lui une distraction et la Bible un plaisir. La tournure des idées de ce détenu est singulièrèment grave et religieuse ; c'est une remarque que l'on a occasion de faire chez presque tous les détenus.

N° 72. — Santé excellente ; même impression sur son état. (Désespoir religieux.)

N° 83. — Ce détenu a été malade ; il est en état de récidive et redoute la solitude.

N° 00. — Il se plaint de sa solitude ; sa santé est bonne.

N° 54. — Les réflexions que fait cet homme sur les maux causés par la solitude prouvent combien elle fait souffrir. Sa santé est excellente.

N° 22. — Sa santé est assez bonne. Il déclare que la rigueur de la prison dépend de la disposition d'esprit de celui qu'on y enferme ; si le condamné prend mal l'emprisonnement solitaire, il tombe dans l'irritation et le désespoir.

N° 85. — L'impression produite sur celui-ci par la prison est profonde ; son esprit est livré à une grande agitation.

N° 67. — Cet homme a reçu de la nature un esprit grave et méditatif ; le séjour de la prison a singulièrement augmenté cette disposition naturelle.

N° 69. — Sa santé est bonne, mais son esprit est accablé de désespoir.

N° 52. — La solitude a paru dans le commencement affreuse à ce récidiviste ; il s'y est enfin peu à peu habitué ; il ne pourrait y vivre sans travailler : le travail procure le sommeil.

N° 1. — Santé bonne. C'est un nègre qui n'a jamais éprouvé que l'indifférence ou la dureté des hommes ; ses pensées sont religieuses.

N° 50. — Le premier mois il tombait dans le désespoir, mais le travail et la lecture l'ont un peu consolé. Il se porte bien.

N° 62. — Pendant deux mois il s'est livré au désespoir, et cette impression s'est adoucie avec le temps. Maintenant il est résigné à son sort ; le travail le console et le distrait.

N° 4. — Dans le premier moment de désespoir, ce récidiviste croyait mourir. « Je ne crois pas, dit-il, que je sorte jamais en vie d'ici. La solitude est funeste à la santé de l'homme ; elle me tuera. Je n'ai que deux consolations, la lecture et le travail. »

N° 60. — Ce condamné a d'abord refusé de travailler ; il a fallu une longue diète pour le réduire ; il a senti l'utilité du travail dans la solitude et s'y livre avec ardeur. Sa santé est excellente.

N° 00. — Ce prisonnier intéresse par le récit de sa vie passée ; le tableau dangereux qu'il fait des communications dans la prison, et surtout des conséquences des reconnaissances après la libération, est fécond en vérités.

N° 00. — C'est un médecin. Il n'a pas remarqué qu'il y eût plus de maladies dans le pénitencier que dans la société.

N° 00. — Ce détenu est un Anglais. Il est irrité et non soumis par le châtiment. Il témoigne peu de repentir et ne se montre nullement préoccupé d'idées religieuses.

N° 00. — Dans le pénitencier depuis six semaines, il est plongé dans un véritable désespoir. La solitude le tuera. Ce pauvre homme sanglotte en parlant de sa femme et de ses enfants. Le travail, dit-il, n'empêche pas de penser et d'être bien malheureux.

N° 00. — Il est instruit. La solitude est pour lui un tourment affreux. Les sentiments de famille ont pris sur lui un développement extraordinaire. Il croit cette peine fatale à la raison. Dans les premiers mois de sa solitude, il était visité par d'étranges visions.

En compulsant ces observations, nous en tirerons plusieurs inductions. La première n'est ni favorable ni défavorable en apparence à la constitution, car nous retrouvons ici le baromètre sanitaire de la vie en commun ; les proportions de bien-

être et de mal-être sont à peu près les mêmes. A n'examiner
que le chiffre, on ne peut rien conclure de ce rapport. Tout-
tefois, si nous avons égard à l'espèce de détenus, à l'âge, à la
condition, au degré d'intelligence de la majeure partie et aux
effets moraux qui ne laissent pas cependant que de se manifes-
ter, nous pourrons en inférer plusieurs corollaires.

1° L'espèce de détenus que nous venons de visiter dans la
prison de Philadelphie est bien tranchée. Ils sont célibataires
et appartiennent presque tous à la classe peu fortunée de la
société. Leur éducation cadre parfaitement avec leur état social; plusieurs même sont à peine sortis de l'esclavage et
beaucoup sont en récidive.

Dans ces situations diverses, les avantages de la société
sont bien modestes, dans le cas même où il est permis de les
apprécier; car, dans la vie libre qui leur appartenait, la pé-
nurie se fait habituellement sentir, les habitudes sont toujours empreintes de cette position précaire dont l'irrégularité
est manifeste. Or, l'irrégularité de cette catégorie de gens,
c'est l'ivrognerie, la débauche, l'orgie du jour et de la nuit,
en sorte que le régime pénitentiaire, à part les tourments de
la séparation, est un bienfait relatif, bienfait propre à améliorer les circonstances de la vie matérielle. Il n'y aurait donc
rien d'étonnant que la mesure de santé de ces cellulaires ne
se trouvât avantageuse au système. D'abord, dans les premiers temps, la durée de la détention de la plupart est encore impropre à nous permettre de rien établir de fixe et de
fondamental; le terme moyen de la réclusion est à peine d'un
an, et chez ces sortes de gens l'influence de cette courte période est tout hygiénique. C'est le temps nécessaire à la réforme physique pour opérer le bien de la tempérance. Ce
n'est que beaucoup plus tard que les effets du manque d'exercice et de communications se mettent en relief. Chez tous les

détenus nous avons constaté l'agitation, le trouble, les spasmes et les tourments de l'âme poussés souvent jusqu'au désespoir, états moins violents chez les Américains et les célibataires, ce qui était conforme à nos prévisions.

Cette inquiétude morale s'étend à tous sans exception; sa violence est ineffable, sa durée incalculable ; mais son temps de crise convulsive, c'est le temps d'essai de la cellule, moment où l'horizon du monde vivant fuit à jamais et où la liberté disparaît sans crépuscule. A ce brusque changement, les réflexions que suscitent le silence, les visions, les projets fantastiques et l'imagination du détenu révoltent la raison et bouleversent le cœur à l'aspect de ces murs qui ne représentent que la fatalité de son sort.

Comment ajouter foi à la physiologie de M. de Beaumont dans ce désordre de toutes les facultés ? En effet, pour conserver la santé, une parfaite égalité d'âme n'est pas moins indispensable que le régime du corps. Cette tempérance du moral qui apaise et prévient les tempêtes de l'âme est aussi salutaire que la tempérance l'est pour les autres actes de la vie physique. Les passions désordonnées ont toujours nui au jeu des fonctions. Il ne faut jamais abandonner aux aquilons toutes les voiles du vaisseau sur la mer en fureur; quand il n'y aurait d'autre écueil que les brisants du désespoir, il y en aurait toujours assez pour la santé et même pour la vie.

En pénétrant dans ce tombeau, la porte de toutes les sensations se ferme pour le condamné ; l'espoir s'abat dans cette désolante demeure ; l'homme s'y abreuve de cette maladie consomptive qui émousse le désir, glace les affections, flétrit les plus douces jouissances et désenchante jusqu'à la vertu. Que devient cette raison, source de générosité, de force, de noblesse et d'élévation de l'âme, qui nous venge de nos faiblesses ? Le prisonnier ne sent plus en lui cette satisfaction que donne la dignité d'un cœur encore vertueux et qui le fait jouir de sa fierté jusque dans la sombre horreur des cachots. Il perd ce ressort qui raïdit le caractère de l'homme au sein des périls et qui agrandit la vie en présence de la mort. Il rentre dans cette basse servitude qui se laisse dominer par la terreur ou abattre par le chagrin. La fierté de l'âme ne se régénère jamais dans l'humiliation et la douleur. Il faut à l'homme des émotions passionnées pour le bien ; il a besoin de témoins pour l'exciter à la perfection. Il est à propos de deviner ses inclinations, ses affections, et de savoir s'en servir. Il est encore utile de tirer parti de sa vanité et de ses faiblesses pour le retremper. Sa jalousie, son amour-propre, son ambition, tout peut servir au bien général. L'homme est une matière très-flexible qu'une intelligence habile a le pouvoir de façonner.

2° Il reste à tous les détenus une consolation, c'est le travail ; car, s'ils ne travaillent pas, il faut mourir. L'oisiveté jointe à l'ennui tue l'âme et le corps ; mais l'occupation fait taire les angoisses du désespoir. Le travail, de plus, bien réglé, remplace l'esprit de débauche par l'ordre, la décence et les bonnes mœurs. C'est de tous les moyens celui que l'expérience proclame le meilleur. Exiger de tous les condamnés le travail, c'est obliger ceux qui n'ont pas de profession d'en apprendre une, c'est les prémunir contre l'indigence quand ils rentreront dans la société, c'est fermer la source des vices et prévenir les crimes nouveaux. Elle est éminemment philanthropique cette institution qui convertit les prisons en des ateliers de travail.

A Philadelphie, il n'est pas un seul prisonnier qui ne parle du travail avec une sorte de reconnaissance et qui n'exprime l'idée que sans le secours d'une occupation constante la vie lui serait insupportable. Pendant cette longue solitude, que deviendrait sans distraction l'homme livré à lui-même , en proie aux remords de son âme et aux terreurs de son imagination? Le travail remplit la cellule solitaire d'intérêt, fatigue le corps et repose l'âme. Ces hommes conduits au crime par la paresse et la fainéantise sont réduits par les tourments de l'isolement à trouver dans le travail leur unique consolation. En détestant l'oisiveté , ils s'accoutument à haïr les causes premières de leur infortune, et le travail, en les consolant, leur fait aimer le seul moyen qu'ils auront un jour de gagner honnêtement leur vie.

La réclusion perpétuelle est un fait irrésistible qui dompte le détenu, mais dépouille sa soumission de toute espèce de moralité, pendant que la réunion dans les ateliers, qui n'a rien de dangereux sous la loi du silence, a le mérite d'accoutumer le détenu à l'obéissance et de lui donner de cette façon des habitudes sociales. Il ne faut pas rapetisser l'existence de l'homme aux phénomènes nutritifs; il a besoin d'aliments moraux, de rapports intellectuels; sa vie est d'autant plus parfaite qu'il en multiplie davantage les actes. Que signifie le travail isolé ? Que servent pour la réforme ces mouvements automatiques ? L'homme n'a plus de mérite dans sa conduite dès lors que vous lui ôtez ses déterminations volontaires. Il est bon que les phénomènes de la vie s'enchaînent. La vie s'étend à mesure que les instruments qui la donnent et l'entretiennent se multiplient et deviennent plus compliqués.

Enfermé dans une étroite enceinte, l'homme ressemble à un zoophyte fixé à sa demeure rocailleuse. Il ne peut changer de place; ses mouvements sont partiels. Il n'a point, à proprement parler, de discipline à observer; quand il se tait, il garde un silence obligé ; s'il travaille, c'est pour échapper à l'ennui qui l'accable. Il obéit bien moins à la règle établie qu'à l'impossibilité physique d'agir autrement.

La séparation absolue et matérielle des criminels, d'après le témoignage des récidivistes, les garantit de toute souillure réciproque. Dans ce système, le condamné, une fois jeté dans sa cellule, y reste enfermé jusqu'à l'expiration de sa peine. Il est séparé du monde entier, et par cet isolement absolu il est à l'abri de toute contagion funeste.

Mais l'entrée dans la prison est un instant critique ; la cellule solitaire du criminel est pendant quelques jours pleine de terribles fantômes. Agité de mille craintes, en proie à mille tourments, il accuse la société d'injustice et de cruauté. Dans une telle disposition d'esprit, il lui arrive quelquefois de repousser les consolations qui lui sont offertes. Le seul châtiment que le réglement de la prison permette alors de lui infliger est l'emprisonnement dans une cellule ténébreuse avec réduction de nourriture.

Lorsque le criminel a combattu la première impression de la solitude, lorsqu'il a triomphé des terreurs qui le poussaient à la folie et au désespoir, lorsqu'après s'être débattu dans la cellule solitaire au milieu des remords et des agitations de son âme, il tombe d'accablement et cherche dans le travail la distraction à ses maux, dès ce moment il est dompté et soumis pour toujours aux règles de la prison. L'homme, par sa nature, résiste énergiquement à l'influence des causes extérieures ; mais cette résistance se détend, et il se coordonne plus tard avec les milieux les plus différents. Il n'y a plus alors de châtiment parce qu'il n'y a point d'infraction. Le silence est facile à celui qui est seul, et le travail n'est pas refusé par celui dont il est l'unique consolation.

Les avantages de l'isolement sont incomparables ; c'est dommage qu'il enlève à la soumission de l'individu sa moralité. Bien plus, l'habitude de souffrir nous rend avec le temps insensibles à la douleur. Sanctorius rapporte qu'un criminel tomba malade au sortir d'un cachot infect, et ne guérit que lorsqu'il fut replongé dans l'air impur où il avait vécu. Quelle leçon !

3° Nous noterons en troisième lieu que les sujets de cette enquête appartiennent en grande partie à la classe des célibataires, condition sur laquelle le confinement solitaire est loin d'exercer toute la puissance de son action, parce que le célibat concentre les affections, diminue les relations sociales, rompt les liens de famille ou en simplifie l'étendue ; c'est la première station que l'on fait avant d'arriver à la solitude : or, cette circonstance amoindrit singulièrement les effets moraux de la situation du détenu.

4° L'empressement de tous les condamnés à embrasser la religion n'a rien qui nous surprenne : tous les hommes dans le péril ont recours à la divinité. Certains philosophes avaient fort bien pensé que la crainte *faisait les dieux.* Nous ne voulons examiner ni les motifs ni les garanties de ces démonstrations de piété. Nous l'avons indiqué dans une partie de ce mémoire, l'Américain, au caractère sombre, froid, taciturne, est enclin aux croyances religieuses ; mais le Français, léger, inconstant, à tempérament mobile, est avide d'émotions ; son système nerveux est une terre riche de différents sucs, et qui, pour déployer toute sa fécondité, a besoin que le cultivateur lui confie les germes d'une végétation diversifiée.

L'efficacité de la séparation cellulaire n'est donc pas douteuse pour dompter la perversité actuelle des méchants ; mais malheureusement nous n'avons rien trouvé qui pût fournir la preuve d'une amélioration morale résultant du châtiment chez les individus condamnés à cette peine et graciés. *(Rapport du Connecticut.)*

M. Samuel, surintendant judicieux de la prison de Virginie, déclare qu'il n'est pas possible d'imaginer un châtiment plus propre à réprimer le vice que l'emprisonnement solitaire, mais qu'il détruit la constitution des sept dixièmes de ceux auxquels on l'inflige et fait périr le plus grand nombre.

Les inconvénients de la séquestration absolue, dit M. de Gasparin, ont été signalés chez les peuples qui ont voulu en faire l'essai. Abandonné à lui-même, tournant dans le cercle de ses idées, on voyait souvent le prisonnier désespéré tomber dans la démence. En voulant réformer cette intelligence déchue, la société n'avait pas prétendu la tuer. Ces effets, observés chez des nations moins communicatives que la nôtre, se seraient aggravés chez nous de toute l'activité d'esprit, de toute la sociabilité qui sont le caractère de notre nation. Un tel moyen ne pouvait être adopté dans son entier ; il ne restait que le deuxième (travail en commun et en silence , séquestration de nuit). Le travail en commun, quoique accompagné de silence, rompt l'uniformité de la vie solitaire ; il met sous les yeux des détenus l'exemple d'une activité utile et résignée, et l'expérience de la Suisse et d'Auburn a démontré qu'il n'entraîne aucun des inconvénients reconnus de la séquestration. Seulement, les résultats dans ce système sont dus uniquement à la personne et aux caractère des directeurs. L'explication de la diversité des résultats est là, dans ce fait. Voilà ce qui a porté à substituer à cette action morale si incertaine l'action aveugle, mais sûre, d'un agent matériel. Les directeurs , par ce moyen , sont déchargés d'une grande partie de la responsabilité.

C'est donc une chose généralement accréditée que la vie sédentaire, n'importe sous quelle forme, en appelant à son aide les passions débilitantes, la mélancolie, la tristesse, rend plus rapides les progrès de la maladie pulmonaire, de l'hydropisie, des scrofules, et engendre toutes les dispositions à la cachexie.

Le prisonnier , quelle que soit sa constitution , est privé d'exercice dans la cellule ; il est par conséquent soustrait à toutes les causes d'excitation que réclament les lois sages de l'hygiène ; aussi , toutes les causes débilitantes viennent affronter ses forces vitales, les propriétés de tissu, puis les fonctions organiques ou animales, tantôt séparément, tantôt dans leur ensemble. L'habitation prolongée dans cette atmosphère, où toutes les choses nécessaires à la santé sont distribuées avec parcimonie, énerve la puissance du corps. Ce défaut d'équilibre dans la balance des actes et des besoins de la vie conduit à la dégradation de l'homme physique et de l'homme moral par l'affaiblissement des forces du corps et l'atténuation de l'entendement.

Cet épuisement, dont l'action est continue, altère les fluides, désorganise les solides, et finit par affecter l'intelligence, d'où l'atteinte portée aux forces organiques et le trouble jeté dans les fonctions de l'économie animale. Ce mode d'agir, cette condition contraire aux vues de la nature, contraire aux habitudes de la société, commencent par attaquer la sensibilité et le mouvement contractile, et si ces causes funestes persistent, la santé est compromise par degrés.

La vie organique suit une marche déréglée, et la nutrition, cette base de l'économie animale, est bouleversée. Les fonctions s'exécutent avec langueur , le corps s'exténue parce que les fluides n'ont pas les qualités d'une bonne assimilation, et les solides n'acquièrent point la contexture de tissu qui doit leur appartenir.

Ces premières lésions de la sensibilité ne débutent pas toujours en frappant les mêmes appareils d'organes; mais comme toutes les fonctions de la vie se rapprochent, se correspondent, se lient par des rapports nécessaires à l'harmonie de l'ensemble, l'organisme en entier ressent bientôt la commotion des

parties en souffrance. Soit que ces causes agissent simultanément ou séparément , elles finissent par se confondre dans
leur action finale en dépravant ou en détruisant l'acte de la
nutrition.

Ces signes de dégradation seront bien autrement tranchés
lorsque la vie animale sera compromise. Cette vie à laquelle
l'homme doit d'être ce qu'il est, le roi de la nature , un être
impérissable , un rayon d'en haut , cette vie alors s'éteint,
cette vie devient végétative. Ces attributs qui le distinguaient
dans le règne animal en le constituant en société , ces rapports intellectuels perdent leur précision , leur étendue, leur
caractère merveilleux, qui nous ravit d'étonnement, et qui
fait que nous courbons la tête de respect devant ce mystère
d'admiration. Et ces sens, l'ornement, les ministres de notre
volonté, les courriers fidèles de nos plaisirs, de nos jouissances extérieures, quelle est leur destinée? Les impressions du dehors n'entretiennent plus leur ressort délicat,
ce ressort qui s'assouplit et s'agrandit par l'éducation. Ce
n'est qu'avec peine qu'ils transmettent au cerveau l'image
pâle et terne des murs qui l'entourent. L'épuisement de l'organe par excellence est encore attesté par la léthargie de ses
facultés ; la perception est lente et peu précise , la mémoire
infidèle, le jugement incertain, et l'imagination, cette flamme
qui embellit tout ce qu'elle éclaire , n'est plus qu'un mot.
La voix, ce moyen de communication, est saccadée, rauque,
peu sonore et tremblante, la locomotion tardive, difficile ou
empêchée, et les autres organes du mouvement volontaire et
de la vie de relation partagent la faiblesse générale. Pendant
qu'au contraire l'exercice donné à nos sens les rend aptes
à recevoir de fortes et fréquentes sensations sans éprouver
de lassitude, le défaut d'exercice nuit à l'accomplissement de
leurs fonctions les plus communes ; car c'est le propre des

organes départis à la vie de relation de se perfectionner par l'activité et de s'affaiblir par l'inaction. Cette détérioration des forces et des propriétés vitales va rentrer dans le domaine de la pathologie et être examiné sous cette forme. Ces variations en moins, ces aberrations des mouvements organiques sont des sources fécondes de maux qui se préparent dans le silence et qui ne tardent pas à amener des dérangements notables dans les mouvements et dans la contexture des organes.

A la vue du prisonnier pâle, décoloré, affaibli, dont toutes les fonctions sont émoussées, on finit par découvrir le plus souvent une lésion obscure ; cette lésion est une phlegmasie chronique, ou le marasme de l'ennui et de la nature de l'hygiène de l'état consécutif. Ces signes généraux se trahissent donc par des apparences de faiblesse, d'abattement, avec difficulté plus ou moins grande de se mouvoir, ordinairement sans douleur, par la décoloration de la peau, avec un sentiment de froid, une moindre aptitude à exercer son esprit et à recevoir des sensations. Ces états pathologiques ne dépendent pas moins des affections morales tristes. Le système digestif en est le premier affecté, et c'est en provoquant cette diathèse atonique que le chagrin dispose à l'adynamie, à l'atonie. Il importe sans doute, dans quelques circonstances rares, de provoquer cette langueur des forces pour mettre le détenu dans la disposition la plus propre à la guérison. C'est une corde que l'administration doit savoir tendre ou relâcher à son gré. On a sur l'homme malade un empire sans bornes ; il renonce à ses opinions, à ses erreurs, abjure ses plaisirs, n'écoute plus que le langage du repentir et de la vertu ; mais quand il renaît il oublie souvent ses promesses, ses serments, et la voix de l'instinct l'emporte toujours sur ses bonnes résolutions.

M. Alibert prétend que les êtres vivants ne sauraient exister isolément, que la prison solitaire ne détruit point cette attraction sociale par laquelle les hommes tiennent les uns aux autres. L'ordre de l'univers, d'ailleurs, dépend de ce fait primordial de la nature animée ; car l'instinct de communication est inhérent à notre nature morale, et tout individu que l'on dérobe à ses lois devient un être maladif qu'on force à lutter contre ses propres impulsions. Il est bien constaté que l'homme enlevé subitement à ses relations ordinaires se consume par sa propre flamme. Il faut que l'organisation soit profondément altérée par l'infortune pour se retirer dans son propre cœur et ne plus tenir à ses semblables. Mille désirs l'inquiètent et paraissent l'armer à chaque instant contre lui-même. N'a-t-on pas vu, dans nos désastres révolutionnaires, nombre de proscrits cachés dans des retraites sûres, brûlés du désir de rentrer dans la famille, dans la société s'exposer imprudemment à la mort qui les menaçait ? M. Alibert rapporte le mot d'un assassin infâme qui s'était creusé une caverne dans les Cévennes où sa vie était en sûreté, mais qui, entraîné par le besoin des relations, fut pris dans une auberge. Quand on l'interrogea sur le motif de l'abandon de sa retraite, il répondit qu'il avait besoin d'un ami, de son semblable, pour s'épancher, qu'il ne pouvait plus rester seul.

L'homme en dehors de toute relation est donc en proie à des troubles intérieurs qui le tourmentent bien plus que toutes les persécutions et toutes les souffrances imaginables. Une voix intérieure lui crie sans cesse qu'il n'est pas seul sur la terre. Lorsque par l'isolement nous le dépouillons de ses pensées affectives, nous portons atteinte à la nature et à l'excellence de son origine. Cette contrainte, cet état forcé, cette situation anormale lui ravit par degrés les sentiments élevés et tous les attributs de la noblesse du caractère humain. L'impossibilité d'établir et de conserver quelques relations est un

tourment effroyable. Quand l'homme a satisfait les besoins indispensables à sa conservation, quand sa faim et sa soif se trouvent apaisées, on le dirait embarrassé de son existence; quelque
chose de vague le saisit, et s'il est seul, l'ennui vient le subjuguer. Il éprouve le besoin de sortir de lui-même ; ce calme, ce
vide où il se trouve, l'accablent. Il se désole de rester à la même
place ; il lui serait nécessaire de se mouvoir, parce qu'il sent
l'aiguillon intérieur qui l'invite à se réunir à ses semblables.
Cette privation le pénètre d'effroi ; aussi l'approche, les pas, la
voix et la visite de son gardien le rassurent à la longue parce qu'il
rencontre un être fait à son image dans sa solitude sépulcrale.
L'attrait de la sociabilité, quelle qu'en soit la forme, fait le
charme de l'homme.

La nécessité qui nous porte à la recherche de nos semblables est une faculté innée de notre système sensible. C'est
un penchant particulier, un pouvoir instinctif, une force at-
tractive qui nous entraîne involontairement.

L'hospitalité des peuples barbares n'est-elle pas encore un
indice de cet instinct de relation, de cette bienveillance innée
pour nos semblables, de cette bienveillance qui se manifeste
dans toute la nature, parmi les animaux de même espèce?
Voyez ce qui arrive à nos bergers et à nos bûcherons qui
ne quittent point leurs forêts ni leurs montagnes : leur voix
devient rude par le défaut d'exercice; quelques mots grossiers à peine articulés, un petit nombre d'idées, un extérieur
inculte, agreste et sale, les traits altérés par la mauvaise sai-
son et par la mauvaise nourriture leur laissent à regret quelque ressemblance humaine, ils perdent leurs qualités sociales
et leurs qualités relatives.

Quand l'homme jouit de la plénitude de sa raison, la nécessité de communiquer avec ses semblables se fait impérieu-
sement sentir dans tous les moments de son existence. Dans

la cellule individuelle, privé de la parole, privé des signes, privé de l'exercice de ses sens, il ne lui reste que le langage pathétique, des larmes, des sanglots, pour retracer ses douleurs. Il fait parler jusqu'à son silence dans le premier moment.

Toutes les habitudes de la vie fortifient en nous l'envie irrésistible d'être un anneau de cette grande chaîne qui met les hommes en rapport. L'homme même dans la vieillesse redoute l'isolement; il veut être acteur jusqu'à la fin. L'agrandissement des facultés physiques et morales de l'homme n'a lieu que dans la communauté, où l'entraîne son instinct.

Dans le repas en commun l'appétit s'éveille et s'aiguise à l'aspect d'un autre individu qui s'asseoit à la même table. Cette vie en commun ranime les sentiments affectueux et bienveillants. La brute mange à part parce qu'elle craint qu'on touche à sa nourriture ; l'instinct de conservation chez elle a besoin de ce principe. Mais les hommes aiment à être en présence lors même qu'ils ne se parlent pas, qu'il n'existe aucune liaison entre eux, aucun intérêt fondé de bienveillance réciproque. Les émotions reçues en commun sont plus vivement senties que celles que l'on goûte isolément. Les impressions communiquées par l'aumônier à une masse d'hommes ont un autre caractère que celles qu'il leur transmet à part. Tous les cœurs inspirés par ses douces paroles, par l'intérêt de sa charité, par le mobile de son dévouement, tous les cœurs manifestent leur vif rapprochement pour le bien par des applaudissements unanimes, tous, sympathisant pour la régénération, font éclater simultanément leur approbation. Si quelques-uns pensaient s'unir pour le mal, leurs vœux avortent parce qu'il est impossible de résister à l'entraînement des bons conseils et de la pratique des bonnes œuvres.

Les peines morales en commun n'oppriment plus aussi fortement l'existence ; s'il en existe, elles semblent allégées par cette communication fictive de la vie en société. Dans l'isolement, au contraire, lorsqu'une peine un peu vive tourmente l'âme, on est forcé de la renfermer dans son for intérieur. Cette contrainte morale détermine un malaise accablant dans l'économie animale, au lieu que la nature adoucit tout ce qu'il y a de douloureux au fond de notre être par la vie sociale, bien qu'appauvrie et singulièrement modifiée par le silence absolu.

Il n'y a que les hommes stupides et farouches qui puissent rester dans la solitude forcée sans émotions. L'homme policé aspire à s'associer à tous les mobiles de la civilisation. Il préfère le trépas au calme du funeste exil ou de l'abandon; l'absence de toute communication est pour lui une mort anticipée; il n'y a que la bienveillance qui puisse l'attacher à l'existence et lui en faire supporter le fardeau.

L'homme éclairé ne se suffit point à lui-même, celui qui a cultivé sa raison est toujours malheureux dans la solitude ; son âme s'indigne du repos ; ses souvenirs et son instruction ne lui forment point un aliment convenable. A des livres sans chaleur et sans vie il préfère un regard humain, des exercices, des travaux en commun. Il ne peut végéter en un seul lieu comme la plante attachée au sol; il a des appareils d'organes pour le mouvement, et ses relations ne fussent-elles qu'imaginaires, telles que celles qui s'établissent par la vie en commun dans le silence, ces relations mécaniques favorisent encore cette faculté locomotive qui lui sert à transporter ses organes.

Nous savons ce que deviennent les animaux par l'isolement; tout le monde connaît les effets de la cage. Encore, quelle immense différence entre l'analogie de situation de deux individus qui sont dissemblables par tous les points de l'organisation! En interrompant toutes relations on fait disparaître tout ce qui donne de la moralité, de l'excellence aux actions de la vie humaine ; on détruit ce sentiment qui donne naissance aux passions bienveillantes. Mais lorsqu'on ne prive pas le détenu de la sociabilité de ses semblables, il coordonne son malheur à celui des autres et rattache son intérêt et son estime aux efforts simultanés.

Il est certain que les affections ont besoin de se compenser et de s'équilibrer entre les individus. Le plaisir qu'on ressent à la vue d'un autre soi-même résulte de la communication morale de l'âme, de l'influence de ces lois générales du globe qui établissent tant d'affinité dans l'harmonie et l'ensemble de ce vaste univers sur lequel l'homme a à peine le temps d'ouvrir les yeux. Nous sentons parfaitement bien que nous n'existons pas seulement dans nous, mais dans ceux qui nous entourent, dans nos amis, nos collaborateurs ; et cette incorporation redouble la vie. Nous recevons tous les transports que nous émettons, quel qu'en soit le genre, et lorsque nous causons du plaisir, de l'admiration par les actes de notre vie, c'est à nous qu'il reviennent. Nous avons besoin de multiplier notre être pour augmenter la capacité de notre bonheur, et ce n'est que dans la vie en commun que nous pouvons y parvenir, parce que tous nos mouvements tendent à établir des liens d'union et de retour avec nos semblables. Il est aisé de prévoir les avantages de cet état, lorsque nous nous acheminons par une impulsion éclairée, lorsque nous fonctionnons sous la puissance d'un moteur intelligent. Les craintes des publicistes sur les dangers de la vie en commun dans la prison régie par le silence sont exagérées, parce que dans la vie ordinaire on ne peut se donner qu'à un, et que dans la vie commune de la prison en silence on ne peut se donner réellement à aucun. L'amitié sincère ainsi que le véritable amour n'existent jamais qu'entre deux, pendant que dans l'emprisonnement le travail

réunit tout entre tous. Les liaisons sont difficiles à former et encore plus à entretenir; par conséquent, leurs forces
reposent sur des éventualités, sur des conjectures impossibles
à réaliser. La surveillance empêche leur création, prévient les
moyens qui pourraient donner de la durée à toute association
clandestine; le silence, à son tour, est un obstacle continu à
soutenir les communications qui activent les desseins pervers
dont l'exécution a besoin de tenir prêts les instruments de
succès. Un projet lointain a besoin d'être mûri, et les entrepreneurs qui diffèrent l'accomplissement d'une œuvre ne s'en-
tendent pas long-temps sur la nature du plan. Les intérêts,
d'ailleurs, divisent les hommes, et les penchants qui ne sont
pas à l'unisson affaiblissent l'accord nécessaire pour perpétrer
le crime.

On perd beaucoup à frustrer les hommes des communications que l'on peut rendre utiles sous divers rapports. La vie,
d'ailleurs, pour être équilibrée, demande à être dépensée d'une
façon quelconque; les communications tendent à tenir sur la
même ligne les sentiments moraux entre les individus; les
mouvements vitaux se fortifient par ce partage. Nous resti-
tuons au moins en partie les affections qu'on nous témoigne.
Si le vice attire le vice, le bien fait éclater le bien. Chaque système offre son dédommagement, tandis que si la peine dégrade
les plus nobles facultés, il n'y a point de restitution morale.

En tenant ce langage nous ne faisons peut-être pas taire
cette compassion, cette pitié qu'inspire encore l'infortune
méritée. Si nous sommes loin du stoïcisme de langage et
de sentiments de certains réformateurs, on ne nous repro-
chera pas cependant d'avoir le cœur d'une femme. Si vous vou-
lez jamais rendre à la société ces hommes que l'inconduite en a
chassés, ne détruisez pas cette habitude, surtout celle du travail en commun, qui rattache les individus entre eux.

Quand on a rendu à ses ennemis autant de mal qu'ils en ont fait, on doit leur permettre de s'approcher, parce qu'on a anéanti tout motif légitime de reproche et d'agression.

Les suites désastreuses de cet isolement qui mine la vie sont plus à redouter que la plus cruelle famine; prenons donc garde qu'un excès de précaution et de sagesse de notre part ne soit qu'une extravagance, et pour cela permettons aux prisonniers de soutenir avec force et sérénité leur rôle d'hommes.

Tout ce qui diminue cette haute opinion que l'homme a de son mérite, de sa valeur, de sa dignité, tout ce qui le mortifie, l'abaisse, l'anéantit, dégrade son âme, est un mauvais levier employé dans la pensée de le corriger.

Les actes pervers de la vie humaine tiennent d'ailleurs souvent à des causes si peu répréhensibles qu'il est absurde de vouloir punir indistinctement tous les hommes sans miséricorde. Une simple excitation du système nerveux, les effets passagers de l'influence des aliments et des boissons ne modifient-ils pas tellement la sensibilité, ne troublent-ils pas la raison au point de constituer une grande différence entre l'homme à jeun et l'homme repu? Si Néron, dit Virey, eût pu être condamné dans un hospice d'aliénés à une diète végétale, comme les mauvais sujets le sont en général dans les prisons, pense-t-on qu'il n'eût pas perdu la violence de son caractère? Ce régime, pour un bon nombre, est capable de les rendre aussi sensibles, aussi doux que les pythagoriciens ou les brames de l'Inde.

Quand on sait qu'une purgation forte, en nettoyant le canal intestinal de certaines matières dont la présence stimulait vicieusement le système nerveux ganglionique, rappelle l'ordre, la netteté des idées et des affections morales de plusieurs maniaques et mélancoliques; quand on sait qu'une bile épaissie inspire des goûts misanthropiques, cette haine profonde de la société et de la vie, ou ces pensées tristes et sombres qui

conduisent au crime ; quand on sait que les agacements particuliers des nerfs intestinaux peuvent provoquer le délire,
les convulsions, allumer de funestes penchants, ce que l'on
remarque chez les femmes chlorotiques où les goûts sont dé-
pravés, chez les enfants remplis de vers qui ont un caractère si
capricieux ; quand on sait qu'en combattant les causes de ces
désordres, par exemple qu'en expulsant ces vers le système nerveux abdominal reprendra son équilibre, fera rentrer l'individu dans la santé morale, et que tel enfant à qui l'irritation
vermineuse avivait les passions et l'intelligence retombe dans
son état d'atonie et sa situation normale quand on a fait périr
ses vers, que doit-on penser des rigueurs et de la justice
même des peines ?

Il existe, d'un autre côté, des propensions organiques irrésis-
tibles qui entraînent la volonté, ces propensions appartiennent au tempérament et à la prépondérance des organes; aussi
n'avons-nous pas tous une égale aptitude à la même chose.
Chaque complexion imprime assurément dans nous une tendance naturelle à quelque occupation, bien que l'état social
en dispose autrement. Un voleur est d'autant plus habile que
son envie du bien d'autrui est secondée par les facultés qui
favorisent ses desseins, telles que l'adresse, l'audace; il ne
pèche que dans leur application. L'homme reçoit une impulsion
native de sa constitution, et lorsque ces dispositions naturelles convergent vers le même point, elles acquièrent un degré de force qu'aucune puissance humaine ne peut divertir.
L'éducation de l'enfance peut seule imprimer à ces facultés une
bonne direction, modifier leur tendance et les faire servir au
bien. L'éducation, en lui donnant du développement, de l'activité, peut entraîner le naturel en son sens; il se décèle toujours néanmoins, il se transmet même par la reproduction de
l'espèce. Le chien de chasse a beau être garrotté, aussitôt qu'il

recouvre sa liberté, son instinct amorti se réveille et son organisation physique répond au commandement de cette faculté dont il hérite. Ne serions-nous pas portés à établir, à l'exemple du conseil de Berne, une classe d'incorrigibles? De même que la naissance nous imprime un tempérament, de même l'âme reçoit des circonstances une inclination native. Ce n'est point au cerveau seul qu'il faut faire l'honneur de cette puissance déterminante, mais au concours de tous les organes entre lesquels peut s'établir ce consensus.

Non, l'homme n'est pas toujours maître de choisir. La nature a doué chaque animal de son instinct, chaque plante de ses propriétés ; elle a aussi attribué à l'homme une aptitude spéciale. Dans la république des abeilles, les femelles sont destinées à la ponte, les bourdons à la fécondation, les neutres au travail, et chaque membre de cet admirable atelier s'acquitte instinctivement de ses fonctions. Cependant chaque abeille suit en cela sa disposition naturelle, quoiqu'elle paraisse agir librement ; mais chacune n'est qu'un membre du corps social dont la reine est le cœur.

Tout individu jouit de quelque direction native, ne fût-ce que celle du tempérament qui s'ouvre ou se ferme suivant les circonstances.

Nous ne pouvons ignorer que le système ganglionique est le régulateur des fonctions sensitives extérieures. Il leur envoie ou retire la vie à volonté ; il les anime, les ébranle, leur transmet tout ce qu'il éprouve, et comme la digestion et la nature des aliments influent singulièrement sur les actes de la sensibilité extérieure, le prisonnier placé dans les conditions les plus défavorables à l'état normal de ce système est menacé de voir amortir sa sensibilité, surtout dans le confinement solitaire où rien n'agace ni ne secoue cette indolence du système nerveux abdominal.

Si dans de telles circonstances la sensibilité des sens et des membres tombe dans le désordre ou le sommeil, quel sera le rôle de l'encéphale ? Les choses utiles ou nécessaires dont nous sommes privés nous deviennent d'autant plus chères qu'elles nous étaient plus familières; à celui qui n'a que l'idée de sa misère, de son délaissement, de sa bassesse, de la turpitude de son état que tout lui révèle dans sa cellule, comment réveiller son espérance, comment réchauffer son cœur abattu sous le poids de la douleur ou desséché bientôt par le chagrin ? Ressuscite-t-on habituellement la confiance chez des âmes valétudinaires, énervées, toujours en fluctuation ? Cet état est très-convenable pour les fous et les idiots qui ne s'inquiètent de rien.

On a beau y joindre le travail, quand on s'y livre sans agrément, que signifient la fatigue sans repos, la tristesse sans consolation ? Toujours la viduité, un isolement affreux dans le dénuement et l'opprobre aux yeux de celui qui pense ! Il y a vraiment de quoi déserter la vie.

De là cette tristesse continue, ce découragement qui refroidit le foyer vital, cette idée noire qui rétrécit le cercle de l'entendement, qui concentre les forces organiques à l'intérieur, qui vous charge de ce poids qui resserre la poitrine et provoque le soupir; sons sourds du regret, de la peine, de la souffrance intellectuelle qui détend et ruine les ressorts de la vie. Cette situation porte l'homme à l'apathie, à la pusillanimité, à la paresse; son teint s'altère, ses fonctions ne présentent plus de régularité, sa locomotion est incertaine, sa langueur se montre dans tout son individu. Il dévore en silence, et sans être troublé, ses chagrins qui dessèchent ses affections; les facultés intellectuelles enfin abattues se disposent au sommeil, l'humeur atrabilaire augmente cette affection qui fait bientôt vieillir et qui dans le fait est l'analogue de la vieillesse. Le convict se hait, se déplaît à lui-même; sa tristesse prend l'aspect d'une taciturnité farouche, de l'anxiété et du désespoir ; le corps dépérit, et l'âme tombe dans l'insensibilité, dans un redoutable accablement. C'est ainsi que la poésie, dans son langage allégorique, transforme Niobé en rocher.

Dans les cœurs tendres, les pleurs soulagent la tristesse de la prison. Ainsi, les femmes, les enfants, les gens débilités, et tous ceux dans lesquels l'humidité surabonde, sont facilement émus. Les prisonniers cellulaires, après quelque temps d'isolement, craignent la visite des étrangers ; leur visage pâlit à leur aspect, leur cœur palpite, leur voix se perd, tous leurs sens sont perclus. Cet effet de la crainte amène la honte parce qu'elle prive d'intelligence ou de réflexion. L'âme, selon Homère, semble alors descendre dans les jambes. J'ai vu plusieurs fois des enfants et des jeunes gens dans la cellule solitaire présenter la série des phénomènes précités. Ils étaient haletants, avaient de la peine à articuler quelques réponses brièves à nos interrogations. Chez ceux qui sont condamnés au cachot noir avec réduction de nourriture, sans travail, ces signes d'affaiblissement sont bien autrement prononcés. On peut joindre ici l'effet constant de la masturbation à toutes les causes antérieures ; ce vice alors règne dans ces repaires avec toute sa fureur, ce qui nous a fait considérer ce genre de punition comme le plus préjudiciable aux mœurs et à la santé du convict.

L'ennui qui naît de cette uniformité favorise grandement cette malheureuse passion. La longueur insupportable du temps est plus pénible à endurer que le mal pour beaucoup de personnes. La lassitude que les fibres éprouvent par le même genre de situation fait qu'on aspire à le changer, et, dans l'impossibilité de le faire, on succombe à l'ennui. Le sentiment de l'ennui, produit de l'état contre nature, est si pernicieux qu'on voit les animaux renfermés tomber, dépérir, se déchirer et se meurtrir. Ils ne résistent pas pour l'ordinaire, tant est furieux le besoin d'être mû ou de dépenser sa sensibilité. Le bâillement, les pandiculations, les spasmes, sont les moindres symptômes de ce mal qui annonce avec un dégoût universel la surcharge ou le mouvement désordonné, dit un physiologiste, de nos facultés sensitives. On peut juger de la force de cet état de l'âme par le trait suivant. Le philosophe Cardan se mordait les bras jusqu'au sang pour ramener à l'extérieur, par la douleur ou par quelque autre travail du corps, l'écoulement de la sensibilité ; car, de même qu'une eau croupissante se putréfie, ainsi l'extrême indolence corrompt les facultés de l'âme. Ces facultés ont besoin d'être remuées par la variété des événements. La seule diversité des occupations ou des passions peut arracher à son joug pesant : malheur à quiconque ne désire plus rien ! Cette lassitude du système sensible naît de l'interdiction de toutes les jouissances de la vie chez le prisonnier, chez l'ermite, le religieux dans les cloîtres, les malheureux, les sauvages. L'âme qui est privée de tout désire d'abord beaucoup ; mais, plus tard, ce défaut d'impulsion morale du confinement solitaire rend aussi stupide que l'excès des passions peut rendre fou. Les agitations des passions sont comme les vents qui nous font mouvoir : elles servent d'ailes aux vertus comme aux vices ; elles sont dans l'ordre de la nature pour développer nos facultés et toutes les ressources de la pensée.

La solitude de la cellule ramène les anciennes émotions à une passion dominante qui, grossie de leurs débris, remplit désormais l'âme toute entière, lui inspire de plus vifs ressentiments ou de plus profondes réflexions. Les passions concentrées sont toujours graves, elles tuent ; la tristesse est plus forte que la joie ; la comédie fait une impression moins durable que la tragédie ; ce sont toujours les deux plateaux d'une balance, dont l'un se relève d'autant plus que l'autre baisse davantage ; aussi, plus la peine est empreinte de défauts, moins la réforme obtient de résultats.

Puisque dans la société il est des corps qui influent sur l'homme, les mêmes principes physiques ou moraux peuvent agir dans la prison. L'homme est sans cesse en lutte avec les corps qui l'environnent ; il est en lutte avec ses propres forces, avec l'administration, l'ordre social, la discipline et les devoirs que lui imposent les réglements. Dans la société et même dans la vie en commun de nos prisons, il est libre de développer ses dispositions ; mais dans sa solitude de punition, entre les mains de ses administrateurs qui, maladroitement peut-être, ne l'entretiennent que sur des objets pour lesquels il a de l'aversion, entre les mains de son aumônier qui ne lui montre que le ciel pour terme de ses maux, appliqué à un travail pour lequel souvent il ne se sent pas de l'aptitude, mais qu'il exécute par distraction, il y a dans cette condition des maux inévitables, et qui ne trouvent leur remède que dans une absolue nécessité. Des règles fondées sur des données invariables sont toujours fautives ; elles exigent beaucoup d'art dans l'application, c'est-à-dire un tact assez fin pour distinguer en quoi l'état de tel individu diffère d'un état ordinaire. L'habile dessinateur, en traçant des objets irréguliers, ne mesure pas ses lignes avec la précision d'un géomètre. Il existe aussi dans la nature des éléments que les hommes de génie ont pressentis.

De même que la diversité des aliments apporte des différences dans la nature de l'homme, de même les institutions, qui sont les aliments de l'âme, provoquent leurs changements. Les enfants du paysan, ceux du bas peuple des grandes villes, habitués aux variations atmosphériques, s'exposent impunément à toute la rigueur du froid, à l'humidité, au soleil, aux exhalaisons diverses, sans en être affectés. L'arbre qui a résisté sans abri à toutes les impressions et qui peut étendre ses rameaux dans toutes les directions est naturellement fort; celui qu'on taille en espalier pour en obtenir des fruits plus savoureux n'atteint ni la même force ni la même durée, parce que son état est contrarié. Il en est de même dans l'organisation sociale : l'influence de la discipline façonne l'homme et l'arrête.

Aussi tous les mouvements du condamné dans la cellule trahissent sa faiblesse physique : ses traits relâchés, ses yeux ternes, abattus, ses sensations obtuses ; à peine retrouve-t-on en lui quelques restes de sa perfection passée. Livré à l'insouciance, sa mémoire s'est affaiblie et ne se souvient plus que des choses usuelles. Il manque de force, d'attention, ne peut comparer ou combiner ses idées. La mélancolie le dévore; les jeunes gens surtout y sont plus sujets que les hommes d'un âge mûr. Plein des impressions de l'enfance, l'adolescent demeure sous leur influence tant que de nouvelles habitudes plus fortes n'ont point émoussé les premières. Au moindre chagrin, au plus léger revers, il songe au bonheur domestique, à ses jeux d'autrefois, à ses amis, à tout ce qu'il possédait, et ce souvenir, qui devrait le consoler, ne tarde pas à devenir la source de ses maux. A ce souvenir, s'il y mêle la crainte de ne plus en jouir, son premier effet détermine une tristesse profonde ; toute l'économie est affaissée sous cette influence pénible.

Aussitôt le cerveau, dans la séparation cellulaire, concentre nécessairement ses forces sur un seul ordre d'idées, sur une seule pensée. L'épigastre devient le siége de sensations incommodes, de resserrements spasmodiques. Bientôt à la tristesse succède un mélancolie sombre. La respiration, difficile et entrecoupée, ne paraît plus qu'une suite de longs soupirs. Les digestions pénibles ne fournissent que des sucs mal élaborés. Le prisonnier, seul avec sa douleur, s'efforce vainement de l'apaiser. La solitude lui devient bien plus funeste lorsque sa pensée ou plutôt son délire y prend de nouvelles forces pendant que le corps perd les siennes. La lassitude des membres fait succéder au besoin de se promener seul un repos encore plus pernicieux, car il amène bientôt le dernier degré d'anéantissement. Une pâleur mortelle remplace le brillant coloris de la santé. Les yeux, mornes et toujours prêts à verser des pleurs, s'ouvrent avec peine au jour. Le cœur ne bat plus régulièrement; il palpite à la moindre émotion. La susceptibilité du système nerveux prend un accroissement morbide; les sécrétions sont troublées , et les organes les plus essentiels à la vie deviennent le siége de funestes congestions. La fièvre enfin se manifeste et dégénère bientôt en hectique de douleur.

Pourrait-il en être autrement lorsque dans l'état de liberté le simple passage d'une vie active à une vie molle et retirée opprime les forces, appesantit le corps et l'esprit, jette dans la morosité et la torpeur? Ignorons-nous que les affections tristes usent l'homme bien plus que le travail du corps? L'esprit, dans cette situation matérielle, ne peut moins faire que de concentrer son action sur un objet particulier, et cet objet ne peut être qu'abstrait; c'est le regret du passé, le désespoir d'atteindre un avenir éloigné, à moins qu'il ne se console de la perte de sa liberté, de son tourment actuel et de sa perplexité sur l'avenir par le fanatisme religieux, l'abrutissement, l'imbécillité, la démence, la mélancolie, termes de la vie solitaire forcée. Car, ainsi que nous l'avons déjà prouvé, les causes de la solitude agissent toutes en affaiblissant la constitution de l'individu et en imprimant aux fluides un caractère funeste. Sous cette fâcheuse influence , comment les

passions tristes ne s'empareraient-elles pas de ces hommes
privés d'exercice, disposés à toutes les tendances pathologiques, dominés seulement par le sentiment pénible que leur
inspirent le souvenir de leur faute, la dureté du châtiment, sentiment fortifié par tous les préjugés individuels? Ne fût-ce
que la simple préoccupation qu'ils ne sont plus propres à rien,
qu'ils sont à charge à leurs parents, à leurs amis, méprisés
de leurs concitoyens ; obsédés et bourrelés sans cesse par de
telles pensées que vient accroître l'idée de la nécessité de l'i-
solement pour triompher d'un semblable naturel, les prisonniers peuvent-ils même avoir foi en l'avenir?

Les habitants des terrains bas, humides, étouffés, sont portés aux affections humbles ou tristes ou craintives, pendant
que les montagnards sont disposés aux affections courageu-
ses; le même effet se manifeste entre la séparation solitaire et
le travail en commun, qui réunit des conditions d'hygiène plus
salutaires. Il faut rompre les grands vices, dit Virey, en plusieurs défauts moindres, comme ces torrents impétueux qu'on
sépare en petits ruisseaux pour en diriger plus facilement
le cours ensuite ; et peut-être que quelques âmes seraient
moins parfaites sans quelque vice par où s'écoule la malignité
du cœur, comme on établit des cautères à certaines com-
plexions pour les assainir, au lieu d'arrêter l'impétuosité de
leur masse.

L'âme se met ensuite à l'unisson du corps et s'accommode
toujours de ses dispositions. Lorsque plusieurs affections naissent dans le même individu, la plus puissante absorbe toutes
les autres, comme on voit ces petites ondulations de l'eau se
confondre dans un grand cercle par une forte secousse. Une
puissante affection s'apaise en se divisant en mille émotions par-
tielles qui se contrebalancent jusqu'à ce qu'elles parviennent à
l'équilibre de l'indifférence. Dans l'emprisonnement en com-

mun, lorsque les passions sont bien dirigées, on peut espérer de les utiliser ou de les réprimer suivant leur tendance. Dans la séparation solitaire, le convict est contraint de dissimuler ses plus secrets désirs , de masquer toutes ses passions , ce qui le réduit à l'indifférence de l'automatisme. On a pensé refroidir ces naturels pervers par l'ennui de la cellule, comme jadis on matait les religieux en les rabaissant à l'humilité la plus profonde par cette pratique nommée *minutio monachi*. La tristesse et l'épuisement abattent, à n'en pas douter, toute turgescence morale. La sujétion et le despotisme peuvent courber un front superbe par la force, mais à la moindre occasion il se relève avec insolence ; la honte et l'ignominie ne l'humilient que pour un temps.

Si la tristesse, le chagrin, le dégoût et toutes les douleurs de l'âme déterminent la lassitude morale, nos facultés s'épanouissent au contraire à la lumière dans la communauté , au lieu qu'elles se referment par l'isolement, par l'obscurité de la cellule, toujours sombre comme le brouillard, et le froid de l'hiver; là, elles accablent l'énergie vitale, parce qu'elles ne peuvent se débonder au dehors pour s'évaporer et s'exhaler. Cet état ressemble à la vieillesse dont les affections émanent du défaut de sensibilité. C'est ainsi que la tristesse continue entretient ces maladies de langueur, ce dégoût des choses de la vie, triste apanage des derniers moments de l'existence.

En outre, l'appréciation de l'influence opposée qu'exercent sur l'état général des forces le repos et l'inaction, l'exercice ou les mouvements soutenus, est de nature à prouver combien la locomotion se trouve étroitement liée à l'entretien général de toutes les fonctions. L'immobilité produit l'infiltration en nuisant aux résorptions ; elle coïncide avec la diminution de la calorification, comme le constate le froid ordinaire

6

qu'éprouvent ceux qui sont condamnés à l'inaction ou qui mènent une vie trop sédentaire.

L'absence des mouvements produit encore l'atrophie ou le plus fâcheux état de la nutrition, comme on peut en faire la remarque dans le cas de fractures simples sur ceux qui demeurent long-temps privés de mouvement. Les organes locomoteurs perdent leur force motrice dans la cellule. Ces lésions de la locomotion ne sont le plus souvent qu'une suite particulière de l'affection générale dont elles deviennent un phénomène symptomatique.

Car cette cessation des opérations de la mécanique animale ne peut avoir lieu sans que les fonctions intérieures, la digestion, la circulation, la respiration, les sécrétionset les exhalations, ne changent leur rhythme pour prendre une mesure d'action plus lente. Les mouvements des muscles qui exécutent les divers actes de la locomotion sont liés d'une manière tellement étroite avec les mouvements des organes internes qui servent à la vie nutritive ou assimilatrice, que les premiers ne peuvent jamais entrer en action sans provoquer les derniers.

Il n'est pas douteux que les muscles, agents directs de tous nos mouvements volontaires, ont une union nécessaire avec les principaux appareils organiques. L'homme calme et tranquille, à la réception d'une bonne nouvelle, se lève, va, vient, ne peut garder le repos. La marche ou la gymnastique ou le travail manuel communiquent une impulsion à tous les systèmes organiques. Les secousses occasionnées par le mouvement retentissent dans les organes et tendent à produire un resserrement dans les fibres qui les composent, d'où résulte pour eux plus de fermeté, plus de ton, plus d'énergie. Or, c'est de cet effet qu'émanent les avantages que produit journellement l'exercice. En réveillant l'appétit, il rend les digestions plus faciles, tient le ventre toujours libre, aide la

circulation du sang, soutient l'action naturelle de tous les appareils sécréteurs et exhalants, maintient un heureux équilibre entre les fluides et les liquides. L'exercice, lors même
qu'il ne saurait charmer l'esprit par les tableaux variés de la
vue de la nature et qu'il ne saurait intéresser le cœur par
les scènes multipliées qui s'offrent aux yeux, place toujours
l'âme dans une situation heureuse, et fait naître des idées de
bonheur.

Il faut à l'homme en général et au prisonnier en particulier des jeux ou des travaux qui stimulent les organes et qui
produisent une excitation douce, sans trouble violent. Le travail comme la récréation favorise la circulation du sang plutôt qu'il ne l'accélère; il soutient la chaleur animale sans
l'exalter; il aide la transpiration cutanée sans la forcer ; il
fait naître dans l'état actuel du corps des changements favorables à la santé, qui tendent à la maintenir et à la conso-
lider.

Le travail dans la cellule, cependant, ne saurait suppléer
l'exercice, parce que la disposition des lieux ne permet que
l'introduction des travaux qui demandent peu d'espace et
de force. Les mouvements corporels varient en raison de leur
puissance active et opèrent des changements à la longue dans
la complexion organique des individus qui ne font point assez d'exercice.

Les mouvements du corps sont un moyen sûr de réveiller
les propriétés vitales des organes gastriques, d'augmenter
leur puissance et de perfectionner la digestion.

Les exercices spontanés accélèrent aussi le mouvement du
cœur et des artères, excitent la vitalité des vaisseaux capil-
laires, donnent un cours plus rapide au liquide qui les traverse, dégagent par conséquent plus de calorique et main-
tiennent la température animale à un degré convenable. Le

6..

factionnaire, en hiver, pour avoir de la chaleur et s'opposer aux atteintes du froid, évite le repos; il va, vient avec une vitesse en rapport avec le besoin de chaleur qu'il éprouve.

L'exercice excite aussi manifestement l'action des vaisseaux absorbants , et les personnes que leur profession oblige à de grands mouvements prennent rarement de l'embonpoint, leur tissu cellulaire est peu développé, les solides semblent alors dominer sur les fluides. On ne voit point chez le soldat, le laboureur et le chasseur prédominer le tempérament pituiteux et lymphatique.

Les divers actes que suscite dans l'économie la locomotion animent l'action assimilatrice de toutes les parties vivantes. La nutrition acquiert à la fois plus d'activité dans le sang et dans le tissu des organes. L'exercice modéré , tel que le travail, est sans doute un moyen d'obtenir l'assimilation des principes nourriciers qui affluent dans le torrent circulatoire. Aussi, un exercice doux et une bonne nourriture procurent une complexion organique qui offre tous les attributs d'une profonde vigueur. Le travail surtout en plein air est avantageux; l'air vif qui se renouvelle sans cesse autour du corps semble posséder quelque chose de vivifiant, ainsi que l'impression bienfaisante du fluide lumineux.

En plaidant contre la séparation solitaire par les arguments puissants de la physiologie, notre intention n'est pas assurément d'anéantir complètement ce mode de punition. Dans nos corollaires, notre opinion se dessinera. Jusqu'ici nous nous contentons d'exposer les différentes phases qui doivent apparaître dans les nombreuses situations où la loi place le condamné. Nous avons cru les tableaux variés de l'état physique et moral du détenu dans les conditions diverses où sa faute l'entraîne, indispensables dans la nature de la question, question toute physique et expérimentale.

Mais nous n'avons point oublié que le prisonnier en général est un homme coupable aux yeux de la société, que sa faute est toujours répréhensible au jugement des hommes qui le condamnent, et souvent encore un acte de révolte ou de désobéissance aux lois de la nature. Comme membre de la société, il a des devoirs à remplir, et sa première obligation est de les connaître. Aussi, lorsqu'il n'a pas compris, lorsqu'il a négligé d'apprendre, ou lorsqu'il a refusé de suivre les engagements qu'il a ou qu'il est censé avoir contractés, il est en état de désobéissance aux volontés de la société. Celle-ci, qui a eu le droit de faire la loi, a le droit de punir celui qui ose l'enfreindre. La peine varie avec la législation ; mais le premier châtiment et le plus naturel, c'est de priver le coupable des avantages qu'offre l'association, état propre à embellir l'existence en agrandissant les jouissances physiques et celles de l'entendement. Tout homme assurément qui ne tient pas compte de ses engagements ne saurait participer au bénéfice de l'institution, quelle qu'elle soit ; il s'exclut lui-même en négligeant les conditions du traité. La société le répudie alors de son sein pour un temps ou pour toujours, suivant la gravité de sa rébellion. La séparation, peu importe le genre, atteint toujours, ainsi que nous l'avons déjà entrevu, son effet physique ; il n'en est pas de même de l'effet moral, c'est-à-dire qu'elle est loin de susciter dans tous les cas le remords, le regret ou le repentir de la faute, et de faire prendre la ferme résolution de se soumettre et de se corriger sans détour, but final cependant de toute punition.

En France, où l'opinion règne en souveraine, cette opinion, qui a tant de bannières, défend d'abord les châtiments corporels, parce que le peuple français a la prétention d'être un peuple éclairé, libre et surtout sensible. Aussi, à la torture, à la question, au cachot, au fouet, se propose-t-on de substi-

tuer l'isolement. Nous aussi, nous avons compris la double
puissance du confinement solitaire; nous avons admiré la sa-
gacité de cette nouvelle philanthropie, qui corrige bon gré mal
gré, qui apprend ou force à aimer le travail, la plus belle
consolation de la retraite, qui porte le prisonnier à recourir
à la religion et à l'embrasser comme son dernier espoir et son
unique jouissance. Impossible d'imaginer quelque chose de plus
parfait comme châtiment que la cellule solitaire, lieu d'ab-
négation par excellence, tombe vivante il est vrai, séjour de
silence, de tristesse, de mort lente peut-être, mais non d'effroi... Rien ici qui saisisse le cœur, qui fasse reculer d'horreur; le cri des verroux n'est plus une annonce fatale; l'aspect de cet intérieur n'a rien d'inquiétant, rien de sinistre;
point d'appareils de supplice; les taches de sang n'ont jamais
souillé cette demeure; le tribunal qui vous y condamne n'est
pas celui de l'inquisition; les peines n'ont donc rien de violent; à la place des instruments de torture et de mort, le
bien-être matériel et les avantages de la solitude ; la vie est
garantie ; les souffrances corporelles n'atteignent point celui
que protége cette solide enceinte. En passant dans cette île sans
bords pour se réconcilier avec l'honneur, le rivage seul du
monde disparaît complètement. Plus de parents, plus de relations au dehors; aucune voix humaine ne traverse ces épaisses murailles. Il reste cependant des amis inconnus, non des
amis particuliers, mais des amis de l'humanité, qui se dévouent
au salut de l'âme, dont toute la sollicitude est d'exhorter le
prisonnier à apprécier les bienfaits du gouvernement, la charité de la société qui l'enferme et l'isole pour l'empêcher de
périr, la magnanimité de cette société qui veut son amélioration, son changement, sa soumission, sa promesse de retour à
l'amour du prochain, à la probité, à l'honneur, au respect de
la propriété et de tant d'autres choses que les Cartouches et les

Hourdequins de nos jours ne savent plus respecter. Le prisonnier, dans ce système, se rendra inévitablement, et, lors même que son repentir ne serait pas bénévole, il en aura l'apparence. Le spectre du silence doit paralyser pour long-temps le sentiment et l'instinct du mal. Qui résistera à un ensemble de moyens si bien appliqués ?

Le condamné, introduit dans sa cellule, s'assied, et, comme Marius dans sa prison, il peut parfois, songeant à son isolement, rêver à sa grandeur passée, scruter la conscience de ses actions, les causes de son entraînement et de son erreur. Le principe du mal et le principe du bien sont toujours en présence ; mais ici il n'a ni le choix ni le pouvoir d'exécuter. Son premier regret, son premier chagrin, c'est celui de sa solitude, de son abandon ; s'il sait penser, il exhale d'abord des soupirs, des gémissements, vomit des blasphèmes contre la société et surtout contre la philosophie qui a imaginé cet infernal châtiment. Bientôt l'ennui, le dégoût de la vie, prennent la place de ces passions excitantes. L'inaction, l'impossibilité de se mouvoir, de respirer cet air qui vivifie, de recevoir ce rayon de soleil qui échauffe et anime, quel changement dans l'existence ! Puis cette vie monotone que rien ne récrée, que rien n'encourage, ces mouvements qui se concentrent, ces pensées qui se limitent aux besoins journaliers... Pendant que le corps s'affaiblit, l'âme paresseuse s'abandonne ; sans aliment, elle restreint ses pensées. Car, il ne faut pas se le dissimuler, la conversation, les entretiens des personnes consacrées à atténuer le poids des peines du prisonnier, ces discours moraux ne sont pas toujours appropriés, et, quand ces paroles consolantes et religieuses ne rencontrent pas un fond bien disposé, elles ne germent qu'en apparence.

Voilà une partie du tableau de ce châtiment salutaire, de ce châtiment qui corrige infailliblement, parce que,

dans cette situation, le prisonnier, sans résistance, acquiesce
à tout ce qu'on lui propose ou qu'on lui commande. Il n'aura
pas la témérité de contrarier vos principes, votre morale,
votre religion, l'envie que vous manifestez de lui être agréable, de le secourir dans son malheur. Oui, administrateurs
bienfaisants, votre œuvre est méritoire, elle est sainte, elle
est divine ; rien ne récompensera votre zèle, votre charité,
votre noble dévouement. Vous prêchez la vertu; bien plus,
vous la pratiquez. Le prisonnier vous reçoit comme un ami ;
vous êtes pour lui l'ange gardien ; votre retour dans sa cellule
est un don du ciel. Pourrait-il en être autrement lorsque la
bête féroce elle-même lèche les mains de son bienfaiteur, de
celui qui soutient sa vie? Elle prouve par sa reconnaissance
que celui-là, du moins, ne contribue pas à son malheur.

La solitude pour l'homme libre qui l'embrasse par choix,
entraîné par son goût, séduit par le bonheur de la méditation, poussé par l'inspiration de son âme et le sentiment religieux, sous une telle impulsion la solitude ne manque pas
d'attrait pour un esprit ascétique; l'air pur, l'indépendance,
l'occasion de se livrer à la contemplation des merveilles de la
nature, tout lui offre des charmes, parce que tout ce qui l'entoure intéresse sa pensée, excite son admiration et console
son cœur. Il est content de son état, parce que les passions le
laissent en paix. Dans son isolement, il ne se croit point seul,
il vit dans les objets qui s'offrent à sa vue. Dans son fanatisme
pieux, il s'imagine être au-dessus des autres hommes ; sa
béatitude, d'ailleurs, est dans une autre sphère : il aspire
sans cesse à cette vie nouvelle dont il entrevoit les douceurs.

Mais il en est bien autrement de la solitude du coupable. Jeté
dans un espace étroit, il n'entend, pour relever l'inquiétude
de son âme attristée, que le son rauque du verrou et la voix
sépulcrale de son gardien ; dans tous ceux qui l'abordent il

trouve un air froid, grave, sérieux. Les discours de son aumônier ne sont-ils pas toujours austères? La bouche des visiteurs ne s'ouvre que pour l'encourager au bien, lui rappeler
sa faute et faire naître dans son cœur le repentir. Ces apôtres
divers oublient dans leur zèle que le prisonnier est docile par
nécessité, qu'il n'a plus de volonté, plus de qualités propres,
plus de mérite dans ses actes ; ils sont commandés par les réglements. Le travail est sa dernière ressource, son unique
récréation, son délassement, la distraction de son corps et de
son esprit ; malheur à lui s'il ne l'embrasse pour se dérober
aux maux qui l'attendent !

Ces cellules cependant diffèrent bien des cellules d'autrefois, cachots humides, obscurs, infects, où l'homme n'avait
pour couverture que le fumier. Les choses nécessaires à la
santé ici sont bien distribuées : tout a été ménagé pour éviter
au prisonnier les accidents, les dégoûts de la malpropreté et
les rigueurs des saisons.

Mais croyez-vous l'assujétir par cette mesure? Espérez-vous
sincèrement le soumettre? Pensez-vous le dépouiller complètement du vieil homme? Sa raison s'épurera-t-elle au rayon
de la morale? Ses penchants, réprimés par le temps et l'inaction, n'auront-ils plus de germes dans l'occasion? Comme sa
soumission n'est pas spontanée, parce que sa volonté est contrainte, cette obéissance passive n'est point un triomphe as-
suré. Quand on met le pistolet sous la gorge d'un homme et
qu'on lui crie : Rends-toi, il ne fait pas de résistance parce
qu'il ne peut s'écarter ; mais si plus tard il vous échappe, il
vous a juré au fond de l'âme vengeance, haine éternelle du
procédé, et s'il ne vous rend la pareille, c'est que l'occasion
ne lui est pas favorable.

Ceux qui volent audacieusement le pays, ceux qui achètent
des palais en trafiquant des jeux de bourse, ces représentants

qui ne représentent que leurs intérêts privés, plusieurs de ces moralistes demandent la cellule contre le manque de foi, d'honneur, de probité, contre le vol; ils crient à la réforme comme ils crient : Vive le roi! ils veulent la vertu chez les autres, et lorsque celui qui a faim ne peut se soustraire à ce besoin que par le vol, ils lui assignent la cellule solitaire, afin de lui procurer les secours de la réforme. Noble philosophie!

Il est un point de réforme d'un ordre relevé qui intéresse au premier chef le monde social, et qui est propre à anéantir les causes qui poussent l'homme au désordre et au renversement de ce qui est bien. Nous avons rencontré ces causes de trouble dans ce qui a trait à l'éducation dans la famille, dans la commune et dans la législation ; mais comme elles se rattachent à notre travail sur les vices de l'éducation en Europe, nous croyons devoir retrancher cette partie de notre publication sur les régimes pénitentiaires.

Nous avons démontré dans cet intéressant chapitre que les habitudes de la plupart des enfants qui appartiennent à la classe pauvre sont mauvaises, parce que ces jeunes créatures ont été soumises à si peu de contrôle qu'elles doivent manquer de pouvoir aussi bien que de bonne volonté pour être laborieuses et honnêtes. Il paraîtrait aussi oiseux, dit Russell, d'essayer de ramener de tels êtres à une conduite régulière par la force des châtiments qu'il le serait de tenter par les mêmes moyens d'ajouter à leur stature. Cependant, avec un système de bonne direction, surtout si les délinquants y sont soumis à un âge tendre, il y a lieu d'espérer qu'un certain nombre peut s'amender. Ce résultat sera grandement favorisé par les maisons de refuge et ensuite par le patronage, parce que sous ces tutelles bienfaisantes il leur devient facile de se procurer les nécessités de la vie, de recevoir les salutaires leçons d'une morale sage et pratique, et enfin, par ce moyen, ils peuvent s'éloigner de leurs anciens compagnons et du théâtre de leurs crimes.

Ces institutions, dit Clinton, sont les meilleurs établissements pénitentiaires qui aient été conçus par le génie de l'homme et édifiés par sa bienfaisance.

Si de toutes parts l'enfant qui est sous la main de la justice doit rencontrer une corde qui vibre pour lui, une force étrangère qui vienne en aide à sa faiblesse, un aliment spirituel qui réponde à chacun des besoins de son âme, n'est-ce pas dans les maisons de refuge qu'il trouvera ces ressources réunies? Et le patronage, plus tard, ne sera-t-il pas encore pour lui une providence qui le couvrira de ses dons lors de sa rentrée dans la société?

Nous avons été un peu prolixe en faveur de cet âge et de cette classe dont le malheur mérite d'être pris en considération. Pour éviter l'embrasement, nous voudrions pouvoir étouffer le foyer du mal. Aussi, nous ne nous lasserons pas de le répéter, toutes les erreurs de la vie ont leur source dans l'éveil des premières passions qui n'ont pas été réprimées ou qui n'ont pas été convenablement dirigées. La culpabilité de l'enfant n'a pas certainement le même caractère de gravité que celle de l'adulte. Ce terrain meuble n'a besoin que d'être nettoyé pour produire de bons fruits. Les autres époques de la vie ont fixé aussi notre attention, mais ce n'est pas au même titre. Ici l'espoir du retour n'a pas autant de probabilité; avec de vieux matériaux on fait rarement quelque chose de beau et de solide. Quand on ne peut plus s'adresser qu'à la raison, et souvent à la raison dénaturée ; quand le cœur se dessèche, le châtiment est le seul réformateur qui puisse être bien écouté.

CONCLUSION GÉNÉRALE.

Nous éprouvons le besoin de reporter présentement nos regards sur la route parcourue et de nous demander compte du résultat de nos recherches et de l'ensemble de notre tratravail. Après avoir exposé les faits tels qu'ils existent, tels que nous les concevons, nous allons d'un coup d'œil général passer en revue tous ces matériaux épars, les grouper ensuite de façon à esquisser l'histoire physiologique et pathologique des deux systèmes pénitentiaires sur l'excellence desquels le monde philosophique est partagé.

Plusieurs causes, avons-nous dit d'abord, contribuent au malheur actuel des peuples; ces causes, nous les avons signalées. Puis nous avons rencontré la philanthropie demandant assistance à la législation pour améliorer le sort du coupable, dont le premier crime quelquefois est d'être malheureux. En changeant le régime des prisons, en le constituant sur le principe de la morale et de l'humanité, on donne à la société des garanties contre le retour du crime. Des tentatives ont été faites dans cette vue par le pouvoir, nous lui avons accordé sa part d'éloges.

La perfectibilité de l'espèce humaine a des degrés divers ; et si l'on ôte à la répression son caractère pénal, les penchants n'ont plus de barrière. Nous avons donc jugé à propos d'émettre quelques principes constitutifs de tout système pénitentiaire. Les quatre situations qui partagent l'existence pénale ont été décrites successivement.

Trois régimes pénitentiaires avec des modifications locales existent en Europe. Le premier, où la communication entre les prisonniers n'est pas interdite, est une école de corruption;

ses dangers sont avoués par les publicistes : aussi ce système ne compte presque plus. Il fallait trouver un système qui, sans nuire à la santé du prisonnier, fût capable d'exercer sur son esprit une influence réformatrice. L'Amérique et la Suisse, ces pays modèles, nous offrent les deux derniers systèmes en application, qui ont pour but l'un et l'autre d'empêcher les communications, de préparer le détenu à rentrer dans la société avec tous les sentiments de l'honnète homme. A Philadelphie, on ne comprend pas de véritable isolement moral sans la séparation individuelle. Dans d'autres états de l'Union, en Angleterre et en Suisse, dans le canton de Vaud, on prétend l'obtenir par le silence.

M. Orsel, dans son rapport (1841-42) sur la prison de Perrache, à Lyon, où l'isolement moral est en vigueur, pense que l'adoption du silence pour prévenir la contagion est une fiction substituée à la réalité. Ainsi, dans cette prison surveillée par les frères de Saint-Joseph, il y a contagion, soit à voix basse, soit par le langage des signes, ce qui est patent par la quantité et la nature des récidives. Il existe dans cette prison un langage pantomimique au moyen duquel les arrivants sont endoctrinés par les meneurs du vice. Aussi, M. Orsel regarde-t-il la séparation individuelle comme un agent providentiel.

L'examen attentif du système du silence appliqué à la jeunesse met en évidence deux vices majeurs : la reconnaissance après la libération et l'onanisme dans l'intérieur. Tous les autres reproches sont étayés d'arguments plus subtils que judicieux. La perfection de ce système repose malheureusement sur un terrain mouvant, l'administration.

La pratique de ce système convertit la prison en un véritable collége, en une école des arts et métiers, moins les légères faveurs de la liberté, les visites du dehors et ces petites

jouissances accordées à la jeunesse qui n'a pas succombé.
L'application efficace de ce système rencontre chez nous beaucoup d'obstacles parce qu'elle n'est pas aidée d'auxiliaires
assez énergiques. Nous ne doutons pas néanmoins qu'en visant
sincèrement au but un grand bien ne pût être opéré. L'inconvénient tant reproché des communications morales, avec
l'emploi des peines disciplinaires rigoureuses et efficaces indiquées par les circonstances, peut être à peu près évité. Pour
nous qui venons de visiter, il y a peu de mois, les pénitenciers de
la Suisse, nous pouvons dire avec M. Bérenger : Qui n'a admiré
le bel ordre intérieur dans les ateliers, le silence absolu qui
y règne, cette prompte et rigide observation de la règle partout ! Eh bien, toute cette admirable discipline se maintient
par le châtiment de l'emprisonnement solitaire pour punition de
ses infractions. Inutile de faire l'éloge des directeurs : leur moralité et leurs connaissances des hommes font plus pour la régénération des convicts que toutes les peines réunies, parce qu'ils
savent à leur gré faire manœuvrer le système. Ce régime pénitentiaire n'a pas plus d'influence malfaisante sur le physique
que la plupart des ateliers ordinaires de nos villes, qui sont
même loin de jouir de la même salubrité.

Le travail, dans ce système comme dans celui de l'isolement absolu, est une des ressources les plus utiles au développement et à l'entretien des forces du condamné ; il est aussi
le premier mobile de la réforme : c'est par lui que la règle
s'introduit dans la prison, qu'elle y règne sans effort et sans
violence. Par l'occupation on réforme les mœurs du coupable,
on lui fait prendre des habitudes d'ordre et d'obéissance;
pendant que le corps se fatigue, l'intelligence sommeille et la
pensée du mal s'enfuit. Son effet moral est prodigieux, surtout si la peine a quelque durée, car l'habitude en tout a
une puissance à laquelle il est difficile d'assigner des limites.

Au travail se rattachent les idées d'avenir; le travail s'unit dans la pensée du détenu au sort qui l'attend au moment de sa libération ; il y est encouragé par l'amour-propre , l'émulation et le pécule qui s'amasse pour l'époque de la sortie. Ce pénitencier bien dirigé, tel qu'en Suisse, est une école admirable d'obéissance, et l'obéissance aux réglements conduit à l'obéissance des lois de la société. Le pénitencier a sur la société l'avantage d'enseigner l'obéissance pratique. En forçant le prisonnier à faire ce qui lui est ordonné , en l'encourageant par des récompenses, on lui apprend à obéir, ce qui lui a manqué dans le monde et ce qui l'a conduit à la prison. Il y a bien peu de chances qu'un homme auquel on a donné des habitudes d'ordre et de travail devienne jamais un voleur , à moins qu'il ne manque de patronage après sa libération.

On peut voir un exemple admirable du respect et du pouvoir de l'obéissance dans l'établissement de la prison de Singsing. C'est là que la puissance morale de la règle démontre l'ascendant de l'autorité, du droit et de la supériorité de l'administrateur. M. Elam-Lynds quitte Auburn en 1825 , prend avec lui mille détenus accoutumés à lui obéir, les conduit sur le lieu où la prison de Singsing projetée doit être bâtie, et là, campé sur les bords de l'Hudson, sans asile pour le recevoir, sans murailles pour renfermer ses dangereux compagnons, il les met à l'œuvre, faisant de chacun d'eux un maçon ou un charpentier, et n'ayant pour les maintenir dans l'obéissance que la fermeté de son caractère et l'énergie de sa volonté. Pendant plusieurs années ces condamnés, dont le nombre fut augmenté, travaillèrent à construire leur propre prison, et aujourd'hui le pénitencier de Singsing contient mille cellules, toutes construites par les criminels qui y ont été renfermés à la même époque. Que de ressources dans une âme énergique !

Le prisonnier, dans ce système, n'est pas seulement privé de

la liberté de sa personne, mais de la liberté de ses actions.
Il est soumis dans tous les moments à une volonté étrangère
sous laquelle il faut qu'il plie, sous peine d'empirer son sort
par une punition immédiate. S'il se résigne, c'est en trouvant
quelque plaisir à une vie calme, régulière et laborieuse ; alors
la peine s'allège pour lui, mais c'est en faisant un pas vers le
bien. S'il résiste, il est appelé à une lutte continuelle, dans
laquelle il est obligé de céder. Quelque parti qu'il prenne,
on peut espérer en général qu'il sera ramené par la force
de l'habitude ou contenu par la crainte de la peine. Toutefois, il s'en trouvera qui couvriront leur immoralité par
l'hypocrisie, ou soutiendront leur perversité par la violence
de leurs passions, et qui, à leur rentrée dans la société, re-
tourneront au crime. Pour affaiblir les chances de ce danger,
dans les pénitenciers où l'on sait mettre tout à contribution
pour la solution de ce problème, on a établi le compte
moral et les récompenses qui ont pour but de les ramener
à des sentiments de bienveillance et de bonté, en leur pro-
mettant des relations par lettres et même par visites avec
leurs parents, sous les yeux du pasteur de l'établissement,
qui sait tirer de ses relations le bien qu'elles peuvent produire. A tous ces secours moraux il faut ajouter le moyen
puissant de la religion comme sanction, afin de garantir l'a-
mendement des actions par l'amendement du cœur. Enfin,
dans tous les moments et dans toutes les parties du système,
les détenus sont dirigés par une bonté soutenue et par une
fermeté inébranlable.

Pour se rendre compte de l'effet de ces soins, on a établi un
registre matricule où on a ouvert à chaque détenu un compte
moral qui contient un extrait de son jugement et des notes
abrégées sur sa conduite dans la maison, sur les récompenses
et les peines dont il a été l'objet. Ce compte, de plus, présente

un résumé de l'emploi du temps et du pécule du détenu. Ces faits éclairent et assurent la marche de l'administration envers chaque condamné, et ces inscriptions, qu'ils savent que l'on fait, ont l'avantage de les rendre plus attentifs à leur conduite.

Il est besoin d'une échelle disciplinaire dans le mode d'exécution des condamnations pénales ; lorsque tout est sur le pied d'une égalité parfaite, cette monotonie d'existence pénale est une déviation du système pénitentiaire, un contraste choquant envers la morale et la loi. Il est important de provoquer l'intimidation là où la régénération en si peu de temps ne peut s'espérer ni s'obtenir. La récidive exige encore dans l'exécution du système pénitentiaire un redoublement d'énergie contre la ténacité des mauvais penchants.

Il ne faut pas aggravation seulement dans la durée de la peine, mais dans son mode d'application, afin que l'impression en reste plus profondément gravée dans l'esprit du condamné libéré et donne plus de force à sa volonté d'éviter le mal et de persévérer dans le bien.

L'obéissance passive est une garantie du maintien de l'ordre. Dans la prison, le prisonnier ne doit pas délibérer sur la justice des lois et des réglements. La justice lui impose pour châtiment la soumission qu'il a méconnue ; il ne lui appartient pas de murmurer contre la rigueur de sa peine

Ce système a l'approbation de M. Bérenger (de la Drôme) ; il est adopté aux Etats-Unis, en Angleterre, en Suisse, et ses partisans sont les plus nombreux.

Le recours à sa pratique est le premier progrès pour l'amélioration des mœurs, qu'une surveillance facilement trompée protége mal contre des passions d'autant plus violentes qu'une séquestration prolongée en provoque incessamment la brutale effervescence. Ce vice des dortoirs com-

7

muns est non seulement mortel pour l'âme qu'il dégrade en
la souillant, mais encore il engendre le marasme, la phthisie,
tous les maux nés de l'épuisement du corps, et qu'un œil
exercé reconnaît facilement au caractère particulier de pâleur et d'abattement, trace de ces honteux désordres.

Dans ce système, chaque détenu est complètement isolé de
ses semblables, non de cet isolement qui, comme la cellule
solitaire de jour, décourage et souvent altère la raison, mais
de celui qui, en préservant le détenu de la contagion des vices
dont il est entouré, lui laisse la distraction des scènes vivantes qui se passent sous ses yeux, et dont toutes peuvent
devenir pour lui autant de leçons, autant de sujets de méditation.

Les prisonniers assujétis à la loi du silence, quoique réunis,
sont encore isolés par le fait. Dans ces réunions aucun lien
moral durable ne peut exister entre eux. Ils se voient sans
se connaître. Ils sont en société sans communiquer ensemble. Il n'y a entre eux ni aversion ni sympathie. Le criminel
qui médite un projet d'évasion ou un attentat à la vie de ses
gardiens ne sait pas dans lequel de ses compagnons il peut
trouver assistance. Leur réunion est toute matérielle, ou, pour
mieux dire, leurs corps sont ensemble et leurs âmes isolées. Et
ce n'est pas la solitude du corps qui est importante, c'est celle
des intelligences.

En dedans comme au dehors de la prison il n'y a qu'un
petit nombre de garnements déterminés qui défient tous les
moyens ordinaires de contrôle et que des moyens physiques peuvent seuls contenir. Mais, avec une bonne discipline, la grande
majorité des prisonniers est facile à mener. Pour peu que le gouverneur ait du tact, il se rendra bientôt maître de leurs différents caractères. Ce n'est que par la conviction où il est que
l'œil du gardien ne le quitte pas un seul moment de la journée

que le prisonnier renonce à toute tentative de désordre.

Partout où l'on fait avec dévouement l'expérience de ce système, il produit la conversion des condamnés. En raison de leur séparation morale, la résistance est une folie; rien ne peut entretenir en eux des sentiments de fausse bravade ou de fausse honte : ils n'y sont point encouragés par leurs compagnons, et la punition dans la cellule permet à la réflexion d'agir sur eux. De cette manière, l'opiniâtreté, privée de tout encouragement, reconnaît qu'il est de son intérêt de se soumettre. Chaque cellule de punition doit être éclairée. L'expérience a démontré que les cellules obscures ont pour effet d'endurcir et d'abrutir ceux qui y sont enfermés. Le prisonnier y passe la plus grande partie de son temps à dormir, à se livrer à ce vice honteux contre lequel on réclame la solitude et que la solitude favorise toujours; puis il tombe dans l'apathie, dans l'insensibilité stupide sur sa position et dans l'insouciance de la faute qui l'y a conduit. Notre pénitencier de Perrache, où ce genre de punition est en vigueur, vient confirmer ce que j'avance ; tandis que Moreau a vu plusieurs exemples de prisonniers qui , après avoir été tenus pendant un mois dans une cellule obscure sans résultat, étaient devenus en peu de jours dociles et soumis dans un cellule éclairée. Le directeur de Singsing préfère les châtiments corporels distribués avec équité pour certains sujets.

Dans une prison, chacun doit, dans sa sphère, au prisonnier, outre l'exemple de sa propre moralité , la part d'enseignement qu'il dépend de lui de répandre. Il n'est pour les employés aucune circonstance de la vie dont le zèle intelligent ne puisse devenir l'occasion d'une leçon utile et d'un encouragement efficace. Partout où le système cellulaire de nuit a été appliqué dans toute sa rigueur, les effets produits par cette mesure sont admirables ; l'ardeur pour le travail s'est

7..

tellement accrue que les entrepreneurs accordent des gratifi-
cations.

Nous ne prétendons pas faire l'énumération de toutes les
maladies qui règnent dans les pénitenciers, pas plus dans l'un
que dans l'autre système. Il est d'ailleurs impossible d'or-
donner une classification régulière. Pour cela il serait nécessaire de faire l'histoire de toutes les maisons de détention où
ces réglements sont en vigueur. Ces établissements diffèrent tous par le climat, la situation, le plan architectural, les
dispositions intérieures et les nécessités locales, en sorte
qu'il serait dérisoire d'avoir la prétention de signaler avec
précision la pathologie interne et externe de ces institutions. Le mode exécutoire du réglement, le régime de
vie spécial, l'hygiène locale, l'espèce de prisonniers, leur âge,
le degré de leur éducation, leur condition dans l'état libre,
sont autant de documents que nous ne possédons point et
qu'il faudrait acquérir pour tracer un tableau exact des affections que provoque chaque situation. Tenter la description
minutieuse des phénomènes pathologiques observés dans une
seule de ces maisons, serait un travail illusoire, parce que les
conséquences que nous en pourrions tirer n'auraient aucune
valeur médicale en principe ; elles pourraient tout au plus
nous fixer sur l'état hygiénique de tel ou tel établissement.

Une vérité, pour être utile, a besoin d'être généralisée, tandis que l'action de tout système est variable ; ses effets sont
relatifs à tant de circonstances, à tant d'incidents imprévus,
qu'il n'est pas encore permis de rien préciser. D'ailleurs, les
observations n'ont pas été faites sur une assez grande échelle.
On pourrait tout au plus fonder des catégories ayant le mérite de la vraisemblance et des probabilités. Avant de se pro-
noncer, il est indispensable de recueillir de nouveaux documents sur les causes physiques, qui sont d'abord celles de la

vie intérieure, celles des ateliers ordinaires, celles de la vie solitaire et celles de la vie en commun pendant le jour, moins les causes d'insalubrité, de déréglement, d'inconduite, d'intempérance, qui sont communes chez l'ouvrier avant sa détention.

Quant aux causes morales au dedans et au dehors, il importe surtout de les saisir adroitement. Elles n'existent pas pour tous au même degré; elles dépendent des penchants, de l'éducation première, des besoins divers, des conditions d'existence individuelle, de la position sociale du détenu, du caractère de sa faute, de son bon ou de son mauvais naturel, des habitudes déjà contractées, de leur influence ordinaire.

C'est ainsi que, dans la solitude morale, on doit exclure hardiment toutes ces causes affectives et affligeantes du système opposé : cet ennui spasmodique, cette lassitude intellectuelle, ce désespoir toujours voisin du fanatisme ou de la folie, ces affections opprimantes, ce chagrin mortel, toutes ces impressions de la noire tristesse, qui obscurcissent l'intelligence, le plus bel ornement de l'humanité. L'existence, dans ce système, est adoucie par la vue de ses semblables, par l'exercice en commun, par l'exécution d'un réglement. Le moral est remonté par les exemples des convicts repentants. Ceux qui ont du regret de leur faute, qui n'ont point encore le cœur ulcéré par l'amour du vice, relèvent le courage et entraînent à la réforme ceux qui résistent intérieurement, tant nous sommes enclins à l'imitation. Les exemples de moralité, les récompenses, les bonnes notes conférées à ceux qui font des progrès dans le bien par l'accomplissement des devoirs qui leur sont imposés, les classifications morales fondées sur l'observation du réglement de la maison sont autant de prérogatives attachées à ce système.

Le confinement solitaire a principalement occupé notre attention. Il a été considéré sous toutes ses faces et dans toutes ses applications ; en cela nous croyons nous être conformé à la lettre et à l'esprit du programme. Sa simplicité est admirable. Si son efficacité n'est pas toujours morale, elle est sûre. Il se prête à toutes les combinaisons : les devoirs de l'employé sont simplifiés; un personnel peu nombreux suffit au service de la prison. La réforme ici est forcée et dure au moins autant que l'emprisonnement. Dans cette situation, les penchants du détenu s'éteignent ou s'endorment faute d'aliment ; il lui reste, pour faire diversion à sa peine, le travail et la religion : l'un exerce le corps et sert à entretenir la vie organique ; l'autre console son cœur et tranquillise son âme. Ces derniers adoucissements que l'on fait tant valoir sont réduits par nous à leur juste valeur. Nous ne nous laissons pas éblouir par les faux dehors. La cellule assurément n'est pas meurtrière par elle-même ; l'air, la lumière, la nourriture, y sont distribués assez abondamment pour la vie végétative. Nous concevons bien plus que la situation matérielle de certaines classes laborieuses dans la vie libre n'est pas aussi avantageusement nantie ; mais tant d'autres jouissances viennent compenser ces privations que le parallèle est incomplet. Il serait d'ailleurs offensant ; une distinction bien grande doit séparer ces deux conditions, qui n'ont, à nos yeux, d'autre rapprochement que les liens de l'humanité.

Après avoir examiné les funestes effets de la vie sédentaire en elle-même, ce premier pas nous a conduit tout naturellement à observer ses résultats dans le régime cellulaire; son action, pour être uniforme, demanderait à être identique, ce que l'on ne peut espérer; aussi notre tableau physiologique est-il animé de différentes nuances.

La condition, l'âge, le sexe, le tempérament, ces états divers subissent des influences relatives; les appareils princi-

paux seuls, tels que la circulation et la respiration, la digestion et la locomotion, la sensibilité organique et la sensibilité
animale, éprouvent des modifications analogues. Ces phénomènes insolites ont été décrits dans l'occasion; il est inutile
d'y revenir, d'autant mieux qu'ils sont admis par tous les
physiologistes.

Le travail est un bienfait dans tous les rangs et dans toutes les situations; dans l'emprisonnement solitaire, il a un
prix inestimable, mais il pèche par sa nature : l'espace d'une
cellule n'admet que les occupations les moins salubres ; aussi
est-il loin de suppléer à l'exercice de la vie en commun.

La grande diversité des dispositions du corps et de l'esprit
fait de l'emprisonnement solitaire une peine très-inégale.
Nous avons inscrit des autorités recommandables en faveur et
contre ce système. Nous aurions pu grossir la liste de ces
noms imposants, orner notre mémoire des travaux qui se trouvent dans les deux camps; mais la physiologie de la vie sédentaire ou cellulaire nous a servi pour la solution la plus logique
de ce problème indéterminé. L'expérience des hommes in-
téressés dans la question est trop souvent entachée de partia-
lité pour servir de règle mathématique; c'est pourquoi nous
lui avons préféré les principes déduits des lois générales de
l'organisme.

L'enquête de MM. de Beaumont et de Tocqueville a été ana-
lysée un peu rigoureusement ; mais ce monument des recherches modernes méritait d'être scruté sans réserve, parce qu'il
est de quelque poids dans la balance législative ; malheureusement, réduit à sa plus simple expression, il reste sans soutien.

Dans sa brochure, le docteur Bache, médecin de plusieurs
pénitenciers, s'exprime d'une manière trop vague. « On ne
saurait affirmer, dit-il, ni nier d'une manière absolue que
l'emprisonnement solitaire soit nuisible à la santé. » Ce genre

de peine, suivant lui, peut, selon les circonstances, être préjudiciable ou inoffensif, et il a recours aux contrastes pour démontrer sa proposition. Autre part il ajoute : « L'emprisonnement solitaire tend à abattre le corps et l'âme. » Les maladies prédominantes dans le pénitencier de Wethersfield ont été celles de l'estomac et des intestins; dans les prisons de Philadelphie et d'Auburn, celles des poumons. A Wolnut-Street, les affections de la poitrine sont dans le rapport suivant : 36 décès sur 60 (tableau des décès). Il est impossible pour le présent de donner un résultat vraiment significatif sur l'état sanitaire des prisons, sur la nature des maladies, ainsi que sur le nombre des récidives; les chiffres que nous possédons sur ces trois bases propres à influer sur le choix d'un pénitencier n'ont rien de décisif. Les états de maladie, de mortalité et de récidive offrent partout des variantes telles que nous les abandonnons à la curiosité des lecteurs.

Nous avons fait ressortir les désavantages des travaux de la cellule qui fixent le prisonnier à la même place. Or, ces industries ne sauraient être prophylactiques. Il convenait de démontrer que, dans le pénitencier comme dans le monde, les impressions sont relatives, et que ce prétendu calme des passions qui s'observe habituellement dans le régime solitaire est un état de l'âme assez équivoque, qui peut se terminer par le fanatisme, la folie ou l'idiotisme; c'est ce que nous avons essayé d'exécuter.

En bornant l'efficacité de cet emprisonnement à la discipline intérieure, on doit s'abstenir de réduire la ration du coupable; nous en avons fait connaître les motifs. Les passions débilitantes mises en scène, la privation d'exercice, de relations et de tous ces encouragements au bien que l'on ne trouve que dans la communauté, ont singulièrement ébranlé le système solitaire pour ceux qui ont foi dans ces influences physiques et morales qu'un administrateur habile sait entretenir dans la vie en commun; aussi le système du silence bien dirigé parait-il mériter notre prédilection. Le travail, l'instruction primaire et religieuse, l'émulation, les devoirs réciproques , l'obéissance , les habitudes sociales , tout semble concourir à faire accorder la préférence à cette institution. Il est à présumer que la France, à l'exemple de la plupart des états de l'Union et de la Suisse, admettra le système cellulaire pendant la nuit avec classification le jour et travail en commun. Il n'y a plus que les différences dans les moyens d'application et dans la distribution des catégories qui peuvent partager les sentiments. Pour les enfants, pour les prévenus, pour les inculpés, pour les condamnés à une courte détention pour une première faute, il y a unanimité sur l'urgence des moyens d'intimidation et sur la nécessité de la séparation absolue (*solitary confinement*). Les récidivistes doivent être soumis, selon l'aggravation de la rechute, à un degré de plus de sévérité et à un redoublement d'énergie pour combattre et dompter la ténacité de leurs mauvais penchants.

Les récidivistes doivent être distingués en deux classes, les condamnés à temps et les condamnés à perpétuité ; les premiers seront soumis à l'influence de la réforme, à la cellule solitaire, par exemple, pendant un temps qui n'excèdera pas les forces ordinaires de l'organisation, et pendant un temps proportionnel à leur bon ou à leur mauvais naturel. La vie en commun pendant le jour sera la récompense des bonnes dispositions qu'ils manifesteront dans la cellule.

Les condamnés à perpétuité ne sauraient être exempts des efforts salutaires de la réforme ; toutefois, comme ils ne rentrent pas dans la société, l'état en tirera un parti plus avantageux en les faisant travailler en commun, et emploiera vis-à-vis d'eux, pour punition, les châtiments disciplinaires que jugera à propos le conseil d'administration. Avec du tact on arrive à discerner parmi les récidivistes ceux d'un naturel invinciblement enclin au mal, criminels que l'on classe à Berne dans la catégorie des incorrigibles. Pendant notre séjour dans cette ville, plusieurs membres du conseil nous ont désigné des détenus dont les penchants pour le vice sont insurmontables, et, sans avoir une foi bien ferme dans la science phrénologique, nous avons la faiblesse de croire un peu à ces perversités incarnées pour lesquelles la détention aurait besoin d'être illimitée.

Ce n'est point par oubli que nous n'avons pas mentionné les bagnes dans ce mémoire. Nous ne connaissons que celui de Toulon, que nous avons visité en juin 1842, et nous sommes obligé d'avouer avec M. Béranger que les travaux forcés ne tiennent pas en réalité le rang que leur ont assigné nos codes; aussi, inutile de rechercher dans ces lieux l'action réformatrice. Il n'est aucun forçat qui ne préfère le séjour du bagne au simple emprisonnement. La liberté de se mouvoir, le travail au grand air, la libre communication des criminels entre eux, font de cette peine un châtiment très-doux. C'est en vain que la réforme serait tentée dans les bagnes actuels. Le grand nombre des condamnés, leur dissémination sur un espace très-étendu, la variété des travaux qui changent continuellement, ne permettraient d'agir ni moralement ni régulièrement sur cette classe de convicts.

L'arsenal de Toulon, à part les insignes de la flétrissure, a produit sur nous l'impression de ces vastes chantiers où des ouvriers nombreux se livrent aux occupations variées d'une grande entreprise. Il serait bien plus naturel de consacrer ces établissements à la réception des indigents, en leur permettant de jouir des avantages civils et de la protection des lois.

Enfin, nous terminerons en reconnaissant aux pénitenciers

de Genève et de Lausanne une supériorité incontestable sous
le rapport de l'administration, et surtout de cette comptabi-
lité morale ouverte à chaque condamné, qui le prend et le
suit dans tous les moments de sa détention, et qui en résume
si exactement tous les faits, tous les accidents, toutes les
circonstances, toute la durée. Cette arithmétique morale,
dit Charles Lucas, si heureusement imaginée, réfute victo-
rieusement ce reproche adressé au système pénitentiaire de
venir échouer devant l'hypocrisie, puisqu'elle permet de
suivre de jour en jour, de mois en mois, les progrès de la
régénération. Chose remarquable, on n'y rencontre pas cette
transition brusque du mal au bien, qui pourrait être justement
imputée à l'hypocrisie, et qui est un des arguments les plus
péremptoires de Crawford. La régénération, en effet, ne franchit pas si tôt cet intervalle ; ce qu'on y observe, c'est cette
progression lente d'une volonté qui avance et s'affermit peu
à peu dans le bien. Ces lenteurs indiquent le travail de la
lutte et excluent l'idée de la dissimulation, qui est plus brusque parce qu'elle n'a qu'à déguiser le vice et non à le dépouiller. On a beaucoup fait, continue Charles Lucas, pour
l'isolement des condamnés, par le système des cellules de nuit
et la rigoureuse observation du silence pendant le jour ; mais
la classification, son importance, son but, sa combinaison avec
ce système d'isolement, voilà ce qu'on a trop négligé. C'est
là, avec l'absence de gradation qui en est la conséquence, le
vice capital qui se produit dans tout le régime intérieur de ces
établissements. On doit trouver dans le mode d'exécution des
condamnations pénales cette échelle de détention disciplinaire qui correspond à la gradation établie par la loi dans
leur infliction et dans leur durée.

Nous avons abordé les reproches fondamentaux adressés
au régime moral ; ces reproches se réduisent aux reconnais-

sances après la libération et à l'onanisme. Avec une bonne administration, une direction éclairée, dévouée, on triomphe à
peu près de ces dangers.

L'on conçoit très-bien qu'il serait possible, en faisant
disparaître les accidents qui donnent naissance et entretiennent ce genre de corruption, sinon d'anéantir la déplorable pratique des créatures d'Onan, du moins de diminuer
considérablement le nombre de ses victimes. D'ailleurs, ce reproche serait plus justement imputé au moteur du système
qu'au système lui-même. Si cette habitude monstrueuse s'in-
sinue dans toutes les réunions d'hommes, dans les collèges,
dans les ateliers, dans les établissements publics ; si elle tourmente l'homme qui a fait vœu de chasteté, si elle dévore les
congrégations religieuses dont elle est souvent l'unique péché,
comment espérer de mettre le prisonnier à l'abri de son incita-
tion magnétique ? L'isolement, à notre avis, loin d'étouffer
cette passion brutale, est au contraire propre à l'enflammer.
D'ailleurs, dans la société comme dans l'isolement, la conti-
nence absolue est une prétention absurde. Ne savons-nous pas
que, pour se préserver de ce funeste entraînement, il faut maintenir l'esprit et le corps dans un état permanent d'activité et
diriger leurs efforts vers les objets qui augmentent l'énergie de
de l'un et de l'autre ? L'emploi de ce biais est bien plus efficace que ces froides et sévères représentations qui laissent les
choses dans le même état et augmentent encore l'affaiblissement des facultés morales. N'allons pas, à l'imitation du pé-
dagogue de la fable, faire un sermon à l'imprudent qui se
noie, au lieu de lui tendre la main. Puisque les moyens de
salut et de préservation, les seuls susceptibles de combattre
ce hideux penchant, s'offrent dans les fatigues du corps et
dans les distractions de l'esprit, pourquoi les chercher inconsi-
dérément dans le confinement individuel ?

L'autre reproche trouvera sa réfutation dans la fondation d'établissements consacrés aux libérés, dans la propagation des maisons de refuge, dans l'extension du patronage, et dans la création, au besoin, de colonies agricoles.

Avec notre législation, la réforme sera toujours imparfaite, car l'amendement du pénitencier n'est que le commencement de ce grand œuvre qui trouve sa sanction dans les bienfaits du régime social. Les philanthropes ont eu grandement raison d'admettre le prisonnier à participer au mouvement d'amélioration apporté par la civilisation dans les conditions humaines; mais cette réforme a ses bornes : la somme du bien-être à introduire dans la prison ne saurait jamais excéder celle répandue dans la société. Là est la ligne de démarcation.

Il n'y aura jamais de règle absolue dans le régime intérieur des prisons. Lorsque, dans ce triste inventaire des délits et des crimes, les trois quarts sont imputables à la civilisation, est-il étonnant de voir la réforme s'adresser là où le besoin se fait sentir et revêtir les attributs du temps et de l'opportunité? L'histoire du système pénitentiaire reproduira toujours la marche commune à toutes les institutions qui ont pour but d'améliorer la condition de l'homme. Ce n'est pas du premier coup qu'il est donné à la réforme d'atteindre cette existence sociale qui dérive du bienfait de la civilisation. Dans les anneaux de cette longue chaîne d'événements qui lient notre présent au passé, la tradition et les monuments historiques sont loin de nous révéler des travaux nés des prédilections de l'homme et de son amour pour le bien, mais toujours et successivement de ses nécessités de position et de ses besoins de nature.

FIN

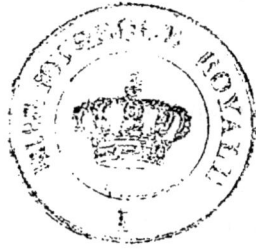

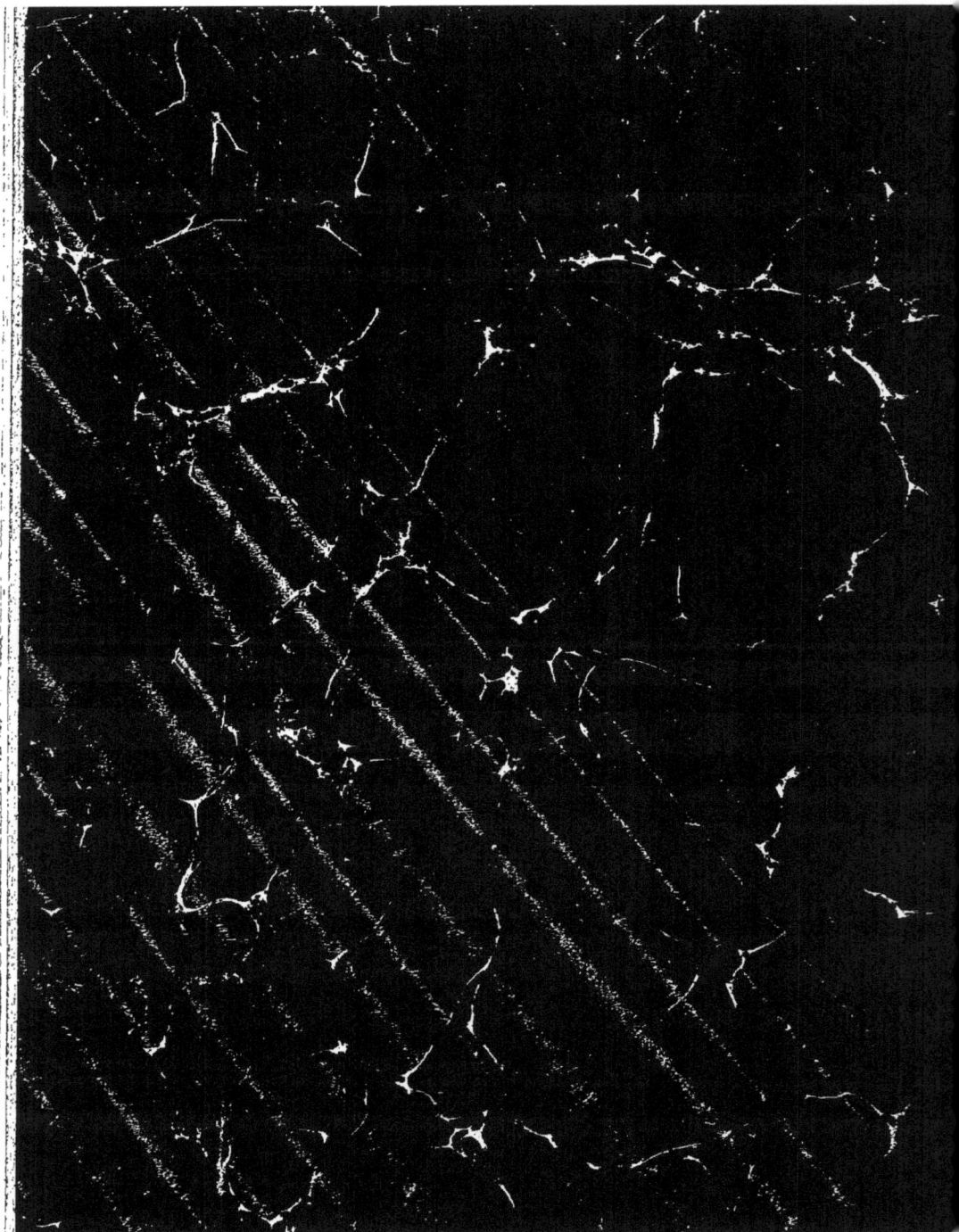

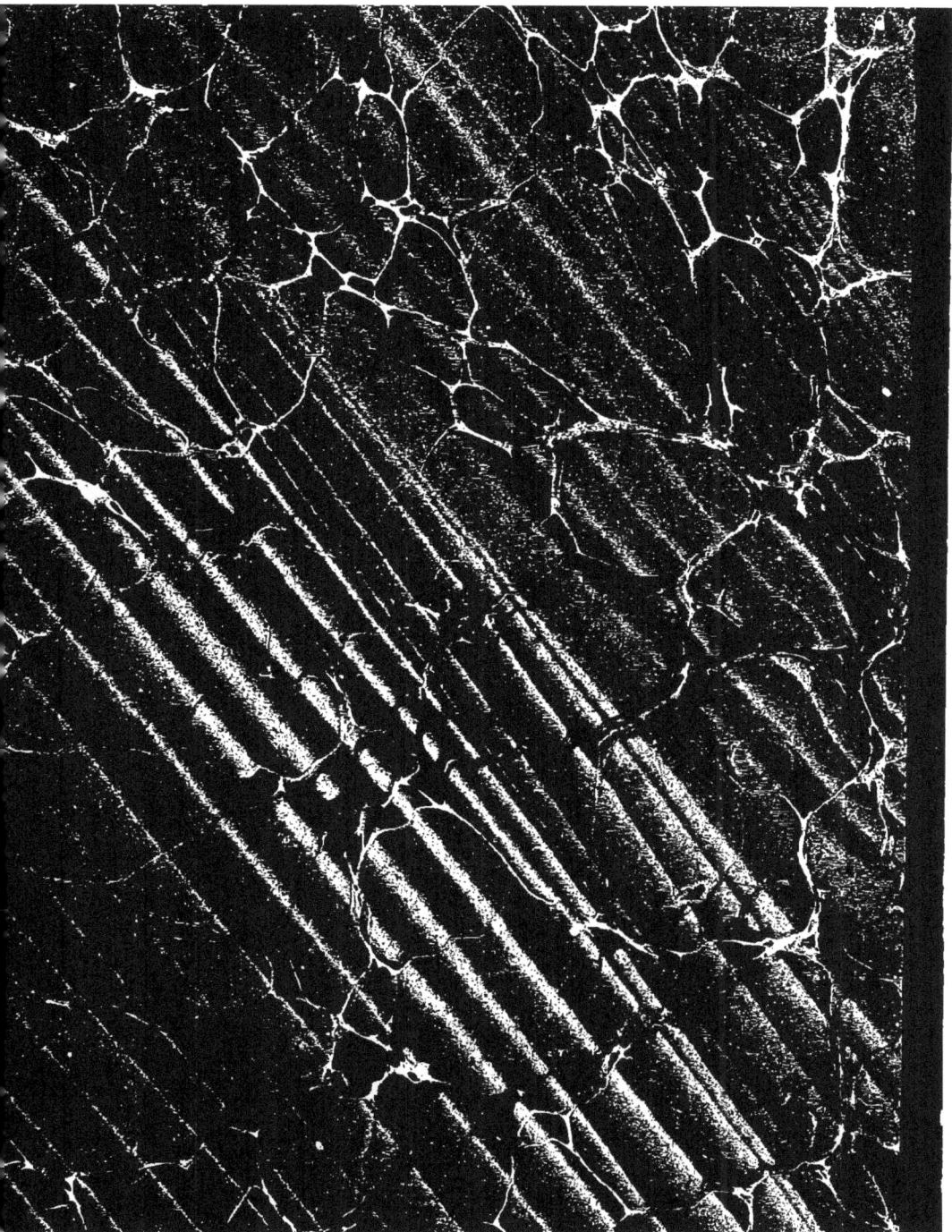

www.ingramcontent.com/pod-product-compliance
Lightning Source LLC
Chambersburg PA
CBHW071158200326
41519CB00018B/5275